# 해부학 문제집

## 국가 시험 예상 문제집

핵심이론 요점정리
중요도, 빈출에 따른 문제 해설
문제를 풀어 공부
문제를 완벽하게 마스터

# Contents

# 서론

## 01 해부학적 용어

### 1) 해부학적 자세(Anatomical position)

인체의 방향이나 위치를 표시할 경우 기준이 되는 것으로 눈은 앞을 쳐다보고 내린 팔의 손바닥은 앞을 향하며 발은 붙이고 똑바로 서 있는 상태

### 2) 인체의 면(Planes of body)

- 정중면(medine plane, 정중시상면 midsagittal plane) : 정확히 반으로 나누는 면
- 시상면(sagittal plane) : 정중면과 평행되는 많은 선
- 가로단면(횡단 transverse plane, 수평면 horizontal plane) : 위 · 아래로 자르는 면
- 수직면(vertical plane) : 바닥과 직각을 이루는 면
- 이마면(관상면 coronal plane, 전두면 frontal plane) : 인체를 앞 · 뒤로 자르는 면

### 3) 주요 위치 용어(Terms of position)

- 바로누움자세(앙와위 supine position) : 얼굴은 하늘을 보면서 반드시 누운 자세
- 배횡와위(dorsal recumbent position) : 양팔을 머리 위로 올리고 다리를 약간 벌린 채 무릎을 구부린 상태
- 옆누움자세(측위 lateral position) : 옆으로 누운 자세
- 팔다리(사지)
  - 몸쪽(근위 proximal) : 몸통끝(체지)에서 몸통(체간)에 대한 부착부에 가까운
  - 먼쪽(원위 distal) : 몸통끝(체지)에서 그의 먼쪽(말단부)에 가까운, 즉 몸쪽(근위)의 반대 방향

### 4) 주요 움직임 용어(Terms of movement)

- 관절 운동에서 쓰이는 용어
  - 모음(내전 adduction) : 벌림(외전)의 반대운동으로 팔다리(사지)가 인체의 중앙선 가까이 오는 것
  - 돌림(회전 rotation) : 중심축을 중심으로 뼈가 도는 것으로 축은 고정되어 있다.
  - 엎침(회내 pronation) : 아래팔(전완)을 안쪽 돌림(내측 회전)하여 손잔등을 앞쪽으로 돌려 노뼈(요골)와 자뼈(척골)가 서로 꼬이는 운동
  - 뒤침(회외 supination) : 아래팔(전완)을 가쪽 돌림(외측 회전)하여 손바닥을 앞쪽으로 돌려 노뼈(요골)와 자뼈(척골)가 나란히 되도록 하는 운동
  - 휘돌림(원회전 circumduction) : 관절머리가 관절안 내에서 원뿔 모양으로 도는 운동이며 굽힘, 벌림, 폄, 모음 운동이 계속 일어나는 운동
  - 안쪽번짐(내번 inversion) : 발목을 움직여 발바닥이 몸쪽을 향하게 하는 운동
  - 가쪽번짐(외번 eversion) : 발목을 움직여 발바닥이 바깥쪽을 향하게 하는 운동대는 운동

## 02 세포

- 생물체를 구성하는 형태적, 기능적, 유전상의 단위
- 인체를 구성하는 최소의 생명 단위
- 성인의 세포 수는 약 100조 정도로 추정

### 1) 세포의 구조

#### (1) 원형질 성분

- 수분 : 60%
- 단백질 : 18%
- 광물질 : 7%
- 지질 : 15%

#### (2) 세포막(cell membrane)

- 두께 75~100Å
- 전자현미경 관찰시 단위막(unit membrane)의 3층 구조
  - 바깥층(외층) : 단백질+탄수화물의 결합물 20Å

- 중간층(중층) : 인지질 35Å
- 속층(내층) : 단백질 20Å

• 기능
- 세포의 외형 유지
- 흡수 · 배설 기능 : 대사와 성장에 필요한 물질이 이 막을 거쳐서 들어오고 대사산물이 막을 거쳐서 외부로 나감
- 세포밖으로부터의 정보 수용체
- 관문으로 작용
- ATP 분해 효소 존재
- 세포간의 상호작용
- 조직이나 기관 형성 시에 세포의 인지 능력

(3) 세포질(cytoplasm)

• 생명 현상의 기본 특성이 모두 나타나는 반유동액체
• 세포막에 의해 둘러싸여 있으며 세포소기관과 포함물로 구성

① 사립체(미토콘트리아 mitochondria)

• 길이 3~4$\mu$ 정도의 짧은 막대모양으로 크리스타(능선, crista) 구조
• 수나 모양도 세포에 따라서 많은 차이가 있다. 특히 간세포에 많이 존재
• 산화효소를 생성, 세포 호흡에 관여
• 많은 효소를 가지고 있으며 영양분을 분해
• 아데노신3인산(ATP)을 만들어 energy 생산

② 골지체(golgi complex, golgi apparatus)

• 핵 가까이에 위치
• 세포질그물(내형질세망 endoplasmic reticulum, E.R)에서 생산되어 운반되어 온 물질을 농축배설
• 물질분비와 저장
• 당 단백, 점액 및 당류 → 합성

③ 세포질그물(소포체, 형질내세망 endoplasmic reticulum)

• 특징 : 세포질내에 흩어져 있다.
  - 불규칙한 그물모양
  - 매끈세포질그물은 스테로이드-호르몬 생산과 해독 기능이 있다.
  - 거친세포질그물은 단백질 합성에 관여한다.
• ribosome의 유무에 따라서
  - 거친세포질그물(조면소포체 rough endoplasmic reticulum, RER) : 세포질그물내 수송, 단백질합성
  - 매끈세포질그물(smooth endoplasmic reticulum, SER)

④ 리보솜(ribosome)

• 많은 양의 RNA함유
• protein 합성의 중추 역할(DNA → mRNA → protein)
• 세포질내에 유리되어 있거나 E.R.벽에 붙어 있다.

⑤ 용해소체(리소좀 lysosome)

• 강력 가수분해효소(acid hydrolase)를 가짐
• 백혈구와 큰포식세포(거대식세포)에 많이 존재
• 단백질, DNA, RNA, 다당류(polysaccharide)를 분해

⑥ 중심소체(centriole)

• 쌍으로 핵의 위부위(상부)에 존재
• 2개의 소체로 유사분열시 방추사(mitotic spindle)를 형성

⑦ 원섬유(fibrils)

• 세포질내 섬유성 구조물
  - 장원 섬유(tonofibril) : 상피세포
  - 근원 섬유(myofibril) : 근세포
  - 신경원섬유(neurofibril) : 신경섬유

(4) 핵(nucleus)

• 적혈구와 혈소판을 제외한 모든 세포에 존재하며 인간의 유전 형질을 정하는 정보를 갖는다(DNA). 세포 전체의 대사활동을 조절하고 세포분열시 주도적 역할을 한다.
• 인
  - 핵 내부에 존재
  - protein+RNA로 구성
  - RNA를 합성
  - 세포의 성장과 ribosome 합성에 관여
• 염색질(chromation) : protein과 DNA 함유, 유전에 관여

• 염색체(chromosome)
  - DNA를 복제하여 단백질합성(protein synthesis, DNA는 유전자를 갖는다.
  - 인체의 염색체 23쌍 : 보통 염색체(autosome) 22쌍, 성 염색체(sex chromosome) 1쌍

### 2) 세포의 성분

• 물 2/3
• 유기물(protein, lipid, carbohydrate)
• 무기물(Na, K, Cl, Ca, Mg)

## 03 조직

• 수정(fertilization) → 분열(division) → 분화(differentiation)
• 분화 현상은 생리적 분압작용 때문에 일어나므로 기능이 비슷한 세포끼리 모여 조직을 이룸

### 1) 인체의 기본 조직

인체의 4대 조직은 상피조직, 결합조직, 근육조직, 신경조직 등이다.

#### (1) 상피조직(epithelial tissue)

① 모양과 배열에 따라
• 편평상피(squamous epithelium) : 세포 모양이 납작하고 편평하며 대표적으로 모세혈관.
  - 단층 : 몸안(체강)상피, 허파꽈리(폐포), 심장, 혈관, 림프관벽, 가슴막(흉막), 복막
  - 중층 : 피부, 식도, 항문, 코안뜰(비전정), 각막, 질
• 입방상피(cuboidal epithelium) : 세포 모양이 입방형, 갑상샘, 콩팥(신장)의 뇨세관, 난소 표면
• 원주상피(columnar epithelium) : 세포 모양이 원주형, 소화관의 점막
• 섬모상피(ciliated epithelium) : 기관, 기관지, 난관, 자궁의 점막상피
• 이행상피(transitional epithelium) : 중층편평상피의 형태이나 장기 내용물의 용적에 따라 수축과 이완이 가능
  ex) 방광, 요도의 내면

② 기능에 따라
• 보호상피(covering epithelium) : 신체의 바깥피부(외피)나 내강을 보호
• 흡수상피 : 소화관에서 영양소를 흡수한다.
• 샘상피(glandular epithelium) : 분비작용을 수행하는 샘(gland)을 형성
  - 간장(liver), 갑상샘(thyroid), 침샘(타액선 salivary)
  - 배설관의 유무에 따라서
    * 외분비샘(exocrine gland) : 간, 침샘(타액선), 땀샘(한선), 아포크라인(apocrine)샘
    * 내분비샘(endocrine gland) : 갑상샘, 하수체, 부신 등 각종 호르몬
  - 분비물 성질에 따라서
    * 장액샘(serous gland) : 분비물에 단백질이 풍부
      귀밑샘(이하선), 이자(췌장), 눈물샘(누선)
    * 점액샘(mucous gland) : 분비물에 점액질이 풍부
      술잔세포(배상세포), 입천장샘(구개선)
    * 혼합샘(mixed gland) : 단백질+점액질
      혀밑샘(설하선), 아래턱샘(악하선)
• 감각상피 : 감각작용을 한다.
  - 망막, 코점막(비점막), 속귀(내이)
• 배아상피 : 정자, 난자를 형성
• 특수변형상피
  - 각화 : 바깥피부(외피), 모발, 손톱
  - 석회화 : 치아
  - 점액화 : 호흡상피, 소화기 상피
  - 지방화 : 기름샘(피지선), 젖샘(유선)
  - 색소형성 : 망막, 머리털, 표피

#### (2) 결합조직(Connective tissue)

인체에서 가장 널리 분포된 조직으로 여러 기관들의 틈을 메우고 있으며 세포와 세포사이질(간질)로 구성된다. 상피조직과는 반대로 사이질(간질)이 많다.

① 기능
조직과 기관 사이의 빈곳을 채우고 이를 연결
ex) 힘줄(건 tendon) : 근육을 뼈에 부착시켜주는 결합조직

② 분류(classification of connective tissues)
사이질(간질)의 성질에 따라

- 고유 결합조직(connective tissue proper) : 부정형의 지질(gel 상태의 투명한 액체), 교원섬유(collagen), 탄력섬유(elastin), 그물섬유(reticular fiber) 등
- 소성 결합조직(loose connective tissue) : 가장 널리 분포된 조직
- 치밀 결합조직(dense connective tissue) : 교원섬유가 매우 치밀하게 배열되어 질기고 튼튼한 것이 특징 ex) 힘줄, 인대, 뼈막, 진피 등
- 특수 결합조직(special connective tissue) : 연골(cartilage), 뼈(bone), 액상 결합조직(혈액 등)

③ 연골(cartilage)

- 연골모세포(chondroblast)라는 세포에 의해 형성되며 바탕질(기질)에는 혈관은 없고 연골막의 속층에 있는 혈관에 의해 혈액을 공급받는다.
- 연골은 그 속에 있는 섬유와 구조에 따라 유리연골(초자연골 hyaline cartilage), 탄력연골(elasticcartilage) 및 섬유연골(fibrocartilage)의 3형태로 분류된다.
  - 유리연골(초자연골 hyaline cartilage) : 인체에 가장 많이 분포되어 있는 연골로 코중격, 후두, 기관, 관절, 갈비뼈 등이 있다.
  - 탄력연골(elasticcartilage) : 다량의 탄력섬유로 구성되어 있으며 귀바퀴(이개), 후두덮개 등이 있다.
  - 섬유연골(fibrocartilage) : 바탕질 내 다량의 교원섬유로 척추사이원반(추간원판), 두덩뼈사이원반(치골간원판) 등이 있다.

④ 뼈(bone)

- 뼈는 무기질로 되어 있어 뼈바탕질(골기질)이 연골의 바탕질보다 훨씬 굳다.
- 뼈와 연골의 구조적인 차이는 뼈는 바탕질 전체에 혈관이 아주 잘 분포하고 있고 소강(공간)은 세관(골세관 canaliculi)이라는 아주 작은 관에 의해 서로 연결되어 있다.

⑤ 혈액(blood)

혈구세포가 많은 바탕질내에 산재해 있어 결합조직 형태로 생각한다.

(3) 근육조직(muscular tissue)

인체의 조직 중에서 수축성이 강한 조직

① 근의 형태와 기능에 따라

- 수의근(voluntary muscle)
  - 뼈대근(골격근 skeletal muscle), 가로무늬근(횡문근 striated muscle)
  - 뼈에 붙어 관절, 표정 및 씹기 등의 운동에 관여
- 불수의근(involuntary muscle)
  - 민무늬근(평활근 smooth muscle) : 내장벽에 분포
  - 심장근(cardiac muscle) : 심장에 국한되어 존재

(4) 신경조직(nervous tissue)

신경조직을 구성하는 2가지 세포

① 신경세포(신경원 Neuron) : 자극을 받아 흥분 전도의 활동 담당

- 신경세포체(nerve cell body)
- 여기에서 나오는 2종류 이상의 신경돌기(nerve process)로 형성(가지돌기, 축삭돌기)

② 신경아교세포(신경교 neuroglia) : 중추신경계의 사이질(간질)조직으로 신경세포를 지지 보호

③ 신경계의 분류 : 위치하는 부위에 따라

- 중추신경계(central nervous system) : 뇌(brain), 척수(spinal cord)
- 말초신경계(peripheral nervous system)
  - 뇌신경(cranial nerve) 12쌍
  - 척수신경(spinal nerve) 31쌍
  - 자율신경계(autonomic nervous system) : 교감신경(sympathetic nerve)(비정상시 작용) 부교감신경(parasympathetic nerve)(정상시 작용)

### 2) 조직의 기능

- 흡수(absorption)
- 운반(transport)
- 분비(secretion)
- 보호(protection)
- 감각수용(sensory reception)

## 핵심문제

### 0001

인체의 부위를 세로로 해서 좌 · 우로 나누는 면은?

① 정중면 ② 시상면 ③ 전두면 ④ 횡단면 ⑤ 관상면

✣ **문헌** 신문균 외, 인체해부학, 현문사, 1993, p.27

### 0002

인체의 구성과 기능을 수행하는 최소단위로 옳은 것은?

① 기관 ② 근육 ③ 조직 ④ 골격 ⑤ 세포

✣ **문헌** 정영태 외, 인체해부생리학, 청구문화사, 2004, p.34

### 0003

구조, 기능 및 발생기원이 비슷한 세포의 집단은?

① 조직 ② 기관 ③ 기관계 ④ 세포체 ⑤ 골격계

✣ **문헌** 정영태 외, 인체해부생리학, 청구문화사, 2004, p.57

### 0004

정상적인 신생아의 체중과 신장으로 옳은 것은?

| | ① | ② | ③ | ④ | ⑤ |
|---|---|---|---|---|---|
| 체중(kg) | 2.5 | 3 | 3 | 4 | 4.5 |
| 신장(cm) | 30 | 40 | 50 | 50 | 60 |

✣ **문헌** 박희진 외, EMT기초의학, 현문사, 2005, p.56

## 해설

**0001**

- 정중면 : 신체나 장기의 정중선을 지나는 면.
- 시상면 : 정중면과 평행이며 인체의 부위를 세로로 해서 좌 · 우로 나누는 면.
- 전두면 : 시상면과 수직이며 인체의 부위를 세로로 해서 전 · 후로 나누는 면.
- 횡단면 : 시상면과 전두면에 수직이며 신체나 장기를 상 · 하로 나누는 면.
- 관상면 : 전두면과 같다.

**0002**

- 인체의 기본 구성: 세포 → 조직 → 기관 → 기관계 → 인체

**0003**

- 기관 : 몇 종류의 조직이 모여서 일정한 형태를 갖추고 기능을 수행하는 것.
- 기관계 : 일련의 기능을 하기 위한 기관의 모임.
- 세포체 : 세포내의 원형질 부분.
- 골격계 : 일련의 기능을 하기 위한 골격의 모임.

**0004**

- 정상아의 체중: 3kg, 신장: 50cm

**정답** 1 ② 2 ⑤ 3 ① 4 ③

## 해설

**0005**

- 세포의 내부는 반투명, 반유동성의 원형질로 차 있으며, 세포막은 지질분자와 단백질분자가 비공유결합을 하고 있는 단위막구조이다.

**0006**

- 하나의 세포에 두 개 또는 세 개 이상의 핵이 있는 것을 다핵세포(multinuclear cell)라고 한다.
- 사립체(미토콘드리아)는 세포질 안에 존재하며 호흡에 관여한다.

**0007**

- 과립이 있는 부분을 조면소포체, 과립이 없는 부분을 활면소포체라 한다.
- 세포호흡에 관여하는 미세구조는 미토콘드리아(사립체)이다.

**0008**

- ATP(adenosine triphosphate): 아데노신3인산. 아데노신에 인산기가 세 개 달린 유기화합물로 생물체의 에너지 대사에 매우 중요한 역할을 한다. 아데노신은 아데닌이라는 질소함유 유기화합물에 5탄당이 결합된 화합물이다. Adenosine +인산 → AMP(adenosine monophosphate), AMP + 인산 → ADP(adenosine diphosphate), ADP + 인산 → ATP(adenosine triphosphate) ATP 1mol 분해 시 약 7.4Kcal의 에너지가 생성된다.
- 가수분해 효소가 많은 세포 미세구조는 용해소체(lysosome)이다.

## 핵심문제

### 0005

세포구조에 관한 내용으로 옳은 것은?

**보기**

가. 세포 내부는 반투명, 반유동성의 원형질로 차 있다.
나. 원형질은 핵과 세포질의 총칭이다.
다. 세포막은 선택적 투과성이다.
라. 세포막은 주로 지질분자와 단백질분자가 비공유결합을 한다.

① 가, 나, 다　② 가, 다　③ 나, 라　④ 라　⑤ 가, 나, 다, 라

✣ 문헌 정영태 외, 인체해부생리학, 청구문화사, 2004, p.35

### 0006

핵에 관한 설명으로 옳은 것은?

**보기**

가. 분열하는 세포에 반드시 존재한다.
나. 하나의 세포에 반드시 한 개가 존재한다.
다. 단백질 합성, 세포성장, 재생 등에 관여한다.
라. 핵 안에 사립체(미토콘드리아)가 있다.

① 가, 나, 다　② 가, 다　③ 나, 라　④ 라　⑤ 가, 나, 다, 라

✣ 문헌 정영태 외, 인체해부생리학, 청구문화사, 2004, p.43

### 0007

세포질세망(소포체)에 관한 설명으로 옳은 것은?

**보기**

가. 과립이 있는 부분을 활면소포체라 한다.
나. 표면에 리보솜(ribosome)이 부착되어 있다.
다. 세포호흡에 관여한다.
라. 분비활동이 왕성한 세포에 잘 발달되어 있다.

① 가, 나, 다　② 가, 다　③ 나, 라　④ 라　⑤ 가, 나, 다, 라

✣ 문헌 정영태 외, 인체해부생리학, 청구문화사, 2004, p.40

### 0008

사립체(미토콘드리아)에 관한 설명으로 옳은 것은?

**보기**

가. 내부는 능선(crista)구조로 되어 있다.
나. 호흡에 관여하는 각종 효소를 가지고 있다.
다. 조직호흡과 ATP를 생산하는 중심지이다.
라. 가수분해 효소를 다량 함유하고 있다.

① 가, 나, 다　② 가, 다　③ 나, 라　④ 라　⑤ 가, 나, 다, 라

✣ 문헌 이영돈 외, 해부생리학, 라이프사이언스, 2007, p.39

**정답** 5 ⑤ 6 ② 7 ③ 8 ①

## 0009

다음과 같은 작용을 하는 세포내 미세구조는?

보기

세포질 내에서 가수분해 효소를 함유하고 있어 지질을 지방산과 글리세롤(glycerol)로 분해한다.

① 사립체 ② 리보소체 ③ 형질내세망 ④ 골지체 ⑤ 용해소체

✣ 문헌 이영돈 외, 해부생리학, 라이프사이언스, 2007, p.39

해설

0009

- 사립체(미토콘드리아)의 주 기능: 세포호흡
- 리보소체의 주 기능: 단백질 합성
- 형질내세망의 주 기능: 분비물 방출 등의 이동
- 골지체의 주 기능: 형질내세망에서 합성된 분비물의 저장

## 0010

막주머니 구조로 된 세포내 미세구조는?

① 소포체, 미토콘드리아 ② 골지체, 중심체 ③ 리소좀, 소포체
④ 리소좀, 액포 ⑤ 액포, 염색질

✣ 문헌 박인국, 생리학, 라이프사이언스, 2003, p.35.

0010

- 소포체: 소관
- 미토콘드리아: 이중막
- 골지체: 납작한 주머니 덩어리
- 중심체: 두개의 막대모양 중심소체
- 액포: 막주머니
- 염색질: 단백질과 DNA로 된 섬유상 가닥

## 0011

인체를 구성하는 조직으로 옳은 것은?

보기

가. 상피조직 나. 결합조직 다. 근육조직 라. 신경조직

① 가, 나, 다 ② 가, 다 ③ 나, 라 ④ 라 ⑤ 가, 나, 다, 라

✣ 문헌 이영돈 외, 해부생리학, 라이프사이언스, 2007, p.55

0011

- 상피조직: 신체의 표피나 체강, 맥관의 내표면 등을 덮는 막성 조직
- 결합조직: 각종 조직간이나 기관 사이를 결합 또는 채우고 있는 조직
- 근육조직: 근세포가 모인 조직
- 신경조직: 흥분의 충동을 전달하는 조직

## 0012

결합조직을 이루는 것은?

① 평활근 ② 골격근 ③ 혈액 ④ 심근 ⑤ 질 내벽

✣ 문헌 이영돈 외, 해부생리학, 라이프사이언스, 2007, p.65

0012

- 평활근, 골격근, 심근 등은 근육조직이며, 질 내벽은 중층편평의 상피조직이다.

정답 9 ⑤ 10 ④ 11 ⑤ 12 ③

해설

0013

• 사립체는 크리스타 구조로 안의 실질은 기질이라고 한다. 호흡작용의 중심지이며 에너지 생산소이다.

0014

• 뇌실막세포는 중추신경계통내의 뇌실과 척수 중심관의 벽을 덮고 있다.

0015

• 수직면 중에서 좌우대칭이 되는 절단면을 정중시상면이라고 한다.

0016

• 주름이 있는 크리스타(cristae)구조는 사립체(mitochondria)이다.

## 0013

다음과 같은 특징을 갖는 세포내 소기관으로 옳은 것은?

보기

• 크리스타(cristae)구조 • 호흡효소 함유 • 에너지대사 소기관 • ATP 생산

① 용해소체(lysosome) ② 골기체(Golgi body) ③ 사립체(mitochondria)
④ 중심소체(centriole) ⑤ 리보소체(ribosome)

✣ 문헌 신문균 외, 인체해부학, 현문사, 1993. p.39

## 0014

상피세포에 해당하는 것으로 옳은 것은?

① 별아교세포 ② 희소돌기아교세포 ③ 미세아교세포
④ 슈반세포 ⑤ 뇌실막세포

✣ 문헌 이영돈 외, 해부생리학, 라이프사이언스, 2007, p.182

## 0015

인체의 해부학적 위치로 '시상면' 이란?

① 인체를 좌우로 지나는 수직면 ② 인체를 좌우로 지나는 수평면
③ 관상면과 직각을 이루는 면 ④ 인체를 횡으로 나누는 면
⑤ 횡단면과 평행인 면

✣ 문헌 이성호 외, 인체해부학, 현문사, 2005, p.13

## 0016

세포막의 해부학적 구조로 옳은 것은?

보기

가. 3층의 단위막구조이다. 나. 지질과 단백질로 이루어져 있다.
다. 인지질 분자층이 2개이다. 라. 주름이 있는 크리스타(cristae)구조이다.

① 가, 나, 다 ② 가, 다 ③ 나, 라 ④ 라 ⑤ 가, 나, 다, 라

✣ 문헌 이성호 외, 인체해부학, 현문사, 2005, p.24

정답 13 ③ 14 ⑤ 15 ① 16 ①

## 0017

리보솜(ribosome)의 해부학적 구조로 옳은 것은?

① 주름이 있는 크리스타(cristae)구조　② 단백질 RNA분자
③ 막대형의 DNA분자　④ 층판구조
⑤ 3층의 단위막구조

✣ 문헌 이성호 외, 인체해부학, 현문사, 2005, p.27

## 0018

핵을 이루는 해부학적 구조로 옳은 것은?

보기
가. 핵막　나. 핵형질　다. 핵소체　라. 염색질

① 가, 나, 다　② 가, 다　③ 나, 라　④ 라　⑤ 가, 나, 다, 라

✣ 문헌 이성호 외, 인체해부학, 현문사, 2005, p.32

## 0019

결합조직세포로 옳은 것은?

보기
가. 섬유아세포　나. 대식세포　다. 지방세포　라. 비만세포

① 가, 나, 다　② 가, 다　③ 나, 라　④ 라　⑤ 가, 나, 다, 라

✣ 문헌 이성호 외, 인체해부학, 현문사, 2005, p.39

## 0020

인체의 조직 중 결합조직으로 옳은 것은?

① 심장근, 혈관벽　② 코의 점막, 골격근　③ 소화관벽, 교감신경
④ 난관벽, 피지선　⑤ 지방, 혈액

✣ 문헌 한국해부생리학 교수협의회, 인체해부학, 현문사, 2007, p.55

### 해설

0017
• 150~200Å크기의 작은 단백질 RNA분자로 되어 있다.

0018
• 핵막: 핵을 에워싸는 막
• 핵형질: 핵소체와 염색질
• 핵소체: RNA가 많다.
• 염색질: 유전에 관여한다.

0019
• 결합조직의 6가지 세포: 섬유아세포, 대식세포, 지방세포, 비만세포, 백혈구, 형질세포.

0020
• 지방은 고유결합조직이며, 혈액은 액상결합조직이다.

정답 17 ② 18 ⑤ 19 ⑤ 20 ⑤

## 핵심문제

### 0021

후두융기(adam's apple)를 이루는 연골로 옳은 것은?

① 쐐기연골(설상연골) ② 후두덮개연골(후두개연골) ③ 모뿔연골(피열연골) ④ 반지연골(윤상연골) ⑤ 방패연골(갑상연골)

✣ **문헌** 한국해부생리학 교수협의회, 인체해부학, 현문사, 2007, p.312

**해설 0021**

- 후두연골 중 방패연골(갑상연골)은 좌 · 우판이 앞쪽 정중선에서 만나 목에서 튀어나와 있어 후두융기를 이룬다.

### 0022

피부 표피의 가장 바깥층은?

① 각질층 ② 과립층 ③ 바닥층(기저층) ④ 극세포층 ⑤ 투명층

✣ **문헌** 한국해부생리학 교수협의회, 인체해부학, 현문사, 2007, p.457

**해설 0022**

- 각질층은 생명을 잃은 편평상피세포들이 각질화되어 있는 두꺼운 층이다.

### 0023

다음과 같은 특징을 갖는 세포내 소기관으로 옳은 것은?

**보기**

- 크리스타(cristae)구조이다.
- 난원형, 막대형의 2중막구조이다.
- 아데노신 3인산(ATP)을 생산한다.

① 내형질세망 ② 사립체 ③ 골기체 ④ 중심소체 ⑤ 리보소체

✣ **문헌** 신문균 외, 인체해부학, 현문사, 1993, p.39

**해설 0023**

- 사립체는 크리스타 구조로 안의 실질은 기질이라고 한다. 호흡작용의 중심지이며 에너지 생산소이다.

### 0024

인체의 위치와 방향 용어를 맞게 사용한 것은?

**보기**

가. 심장은 복장뼈(흉골) 보다 등쪽(배측)에 있다.
나. 팔꿈치는 손목보다 몸쪽(근위부)에 있다.
다. 무릎은 넙다리(대퇴)의 먼쪽(원위부)에 있다.
라. 피부는 골격보다 얕은부위(천부)에 있다.

① 가, 나, 다 ② 가, 다 ③ 나, 라 ④ 라 ⑤ 가, 나, 다, 라

✣ **문헌** 한국해부생리학 교수협의회, 인체해부학, 현문사, 2007, p.23

**해설 0024**

- 등쪽(배측): 뒤
- 몸쪽(근위부): 몸통(체간)과 가까운 부위
- 먼쪽(원위부): 몸통(체간)에서 먼 부위
- 얕은부위(천부): 인체 표면에서 가깝거나 얕은 부위

**정답** 21 ⑤ 22 ① 23 ② 24 ⑤

## 0025

생물체를 구성하는 형태 및 기능상의 단위로 옳은 것은?

① 세포　② 조직　③ 기관　④ 기관계　⑤ 개체

✣ 문헌 한국해부생리학 교수협의회, 인체해부학, 현문사, 2007, p.38

## 0026

다음과 같은 특징을 갖는 세포내 소기관으로 옳은 것은?

**보기**

- 불규칙한 망상구조
- 과립형과 무과립형이 있다.
- 내분비선에서는 단백질 합성이 왕성하다
- 이온의 능동수송과 분비에도 관여한다.

① 리보소체(리보솜)　② 중심소체　③ 용해소체
④ 내형질세망　⑤ 사립체

✣ 문헌 한국해부생리학 교수협의회, 인체해부학, 현문사, 2007, p.40

## 0027

세포의 핵 속에 있는 미세구조로 옳은 것은?

**보기**

가. 인　나. 섬모　다. 염색질　라. 중심소체

① 가, 나, 다　② 가, 다　③ 나, 라　④ 라　⑤ 가, 나, 다, 라

✣ 문헌 한국해부생리학 교수협의회, 인체해부학, 현문사, 2007. p.43

## 0028

편평상피세포를 많이 볼 수 있는 인체 내 부위로 옳은 것은?

**보기**

가. 가슴막(흉막)　나. 심장막(심막)　다. 배막(복막)　라. 식도

① 가, 나, 다　② 가, 다　③ 나, 라　④ 라　⑤ 가, 나, 다, 라

✣ 문헌 한국해부생리학 교수협의회, 인체해부학, 현문사, 2007, p.51

**해설**

**0025**

- 세포는 있는 곳에 따라 모양과 크기가 다르고 수명이나 기능에 차이가 있다.

**0026**

- 내형질세망에는 리보솜이 붙어 있다.

**0027**

- 핵은 핵막으로 싸여 있고 핵소체(인), 염색질, 핵형질 등을 함유한다.

**0028**

- 편평상피가 많은 부위: 가슴막(흉막), 심막, 복막, 식도, 폐포, 사구체낭, 활액낭, 성대, 질 등



**정답** 25 ① 26 ④ 27 ② 28 ⑤

핵심문제

해설

0029

• 이행상피가 많은 부위: 오줌보(방광) 등 비뇨기계

0029

이행상피세포를 많이 볼 수 있는 인체 내 부위로 옳은 것은?

보기

가. 오줌길(요도) 나. 콩팥깔때기(신우) 다. 요관 라. 식도

① 가, 나, 다 ② 가, 다 ③ 나, 라 ④ 라 ⑤ 가, 나, 다, 라

✢ 문헌 한국해부생리학 교수협의회, 인체해부학, 현문사, 2007, p.51

0030

• 치밀결합조직은 소성결합조직과 함께 고유결합조직에 속한다.

0030

세포와 기질은 적으며 교원섬유가 많고 건, 인대, 건막 등에서 볼 수 있는 결합조직으로 옳은 것은?

① 소성결합조직 ② 치밀결합조직 ③ 규칙성결합조직
④ 탄력결합조직 ⑤ 세망결합조직

✢ 문헌 한국해부생리학 교수협의회, 인체해부학, 현문사, 2007, p.56

0031

• 유리연골(초자연골)은 인체에서 가장 널리 분포되어 있으며 코나 후두의 연골, 기관연골, 긴뼈(장골)의 뼈끝선(골단선) 등이 이에 속한다.

0031

유리연골(초자연골)의 특징으로 옳은 것은?

보기

가. 기질에 미세한 교원섬유가 섞여 있다.
나. 압박에 견딜 수 있는 질긴 연골이다.
다. 관절연골, 갈비뼈연골(늑연골) 등이 이에 속한다.
라. 귓바퀴(이개), 후두덮개(후두개) 등이 이에 속한다.

① 가, 나, 다 ② 가, 다 ③ 나, 라 ④ 라 ⑤ 가, 나, 다, 라

✢ 문헌 한국해부생리학 교수협의회, 인체해부학, 현문사, 2007, p.59

0032

• 진피는 표피 아래층으로 유두층과 망상층으로 되어 있다.

0032

진피층에 속하는 표피층으로 옳은 것은?

① 유두층 ② 투명층 ③ 과립층 ④ 종자층 ⑤ 기저층

✢ 문헌 박인국 외, 생리학, 라이프사이언스, 2003, p.418

0033

• 외피계는 인체의 표면층으로 상처나 외부침입에 대한 인체 내부 구조를 보호한다.

0033

다음과 같은 기능이 있는 기관계로 옳은 것은?

보기

• 상처로부터 인체내부의 보호 • 체액손실 방지
• 체온조절 • 배설 및 흡수

① 외피계 ② 골격계 ③ 근육계 ④ 신경계 ⑤ 내분비계

✢ 문헌 최인장 외, 인체해부학, 메디컬코리아, 2006, p.20

정답

29 ① 30 ② 31 ① 32 ① 33 ①

## 0034

다음과 같은 특징이 있는 상피조직으로 옳은 것은?

**보기**

- 입방형과 긴 형태
- 팽창과 보호기능
- 방광, 요도 등에 분포

① 단층편평상피 ② 단층원주상피 ③ 중층입방상피
④ 중층원주상피 ⑤ 이행상피

✣ 문헌 최인장 외, 인체해부학, 메디컬코리아, 2006, p.51

## 0035

다음과 같은 특징이 있는 결합조직으로 옳은 것은?

**보기**

- 액체기질
- 가스운반
- 혈액응고
- 질병의 방어

① 지방조직 ② 탄성연골 ③ 유리연골 ④ 혈액 ⑤ 뼈

✣ 문헌 최인장 외, 인체해부학, 메디컬코리아, 2006, p.59

## 0036

다음과 같은 구조와 기능을 하는 세포내소기관으로 옳은 것은?

**보기**

- 소시지 모양의 막대형의 그물막 구조
- 유산소호흡을 통해 ATP를 만들어 에너지를 생산
- 근육과 같이 세포기능이 왕성한 부위에 많다

① 염색사 ② 리보솜 ③ 골지체 ④ 용해소체 ⑤ 사립체

✣ 문헌 홍용근 외, 인체생리학, 정담미디어, 2009, p.33

## 0037

인체 표면에서 가깝거나 얕은 부위의 해부학적 명칭으로 옳은 것은?

① 안(내) ② 몸쪽(근위) ③ 안쪽(내측)
④ 얕은부위(천부) ⑤ 말초

✣ 문헌 한국해부생리학 교수협의회, 인체해부학, 현문사, 2007, p.20

### 해설

**0034**

- 이행상피는 세포의 여러층에 존재하고 팽창, 보호기능이 있다.

**0035**

- 혈액은 혈관내에 존재하며, 가스운반, 혈액응고, 질병의 방어 등에 관여한다.

**0036**

- 사립체(mitochondria)는 ATP 생산소이다.

**0037**

- 인체 표면에서 가깝거나 얕은 부위의 해부학적 명칭은 얕은부위(천부)이며, 상대적으로 깊은부위는 심부라 한다.

**정답**

34 ⑤ 35 ④ 36 ⑤ 37 ④

## 핵심문제

### 0038

구강의 좌 · 우 외측벽을 이루는 부위의 명칭으로 옳은 것은?

① 볼부위(협부) ② 턱끝(이부) ③ 코부위(비부)
④ 입부위(구부) ⑤ 유돌부

✣ 문헌 한국해부생리학 교수협의회, 인체해부학, 현문사, 2007, p.25

**해설 0038**
• 구강의 좌 · 우 외측벽인 볼부위(협부)는 협지방체가 있다.

### 0039

위배부위(상복부)에 있는 부위로 옳은 것은?

① 아래갈비부(하늑부) ② 배꼽부위(제부) ③ 외측복부
④ 두덩부위(치골부) ⑤ 샅굴부위(서혜부)

✣ 문헌 한국해부생리학 교수협의회, 인체해부학, 현문사, 2007, p.27

**해설 0039**
• 위배부위(상복부)에는 상위부(명치부)와 왼쪽 · 오른쪽아래갈비부(좌 · 우하늑부)가 있다.

### 0040

팔(상지)에 있는 부위로 옳은 것은?

**보기**
가. 어깨세모근부위(삼각근부) 나. 위팔부위(상완부)
다. 팔꿈치부위(주부) 라. 무릎부위(슬부)

① 가, 나, 다 ② 가, 다 ③ 나, 라 ④ 라 ⑤ 가, 나, 다, 라

✣ 문헌 한국해부생리학 교수협의회, 인체해부학, 현문사, 2007, p.29

**해설 0040**
• 팔(상지)에 있는 부위: 어깨세모근부위(삼각근부), 위팔부위(상완부), 팔꿈치부위(주부), 아래팔부위(전완부), 손

### 0041

중배엽에서 발생하는 기관으로 옳은 것은?

**보기**
가. 심장 나. 골격근 다. 비뇨기 라. 결합조직

① 가, 나, 다 ② 가, 다 ③ 나, 라 ④ 라 ⑤ 가, 나, 다, 라

✣ 문헌 한국해부생리학 교수협의회, 인체해부학, 현문사, 2007, p.69

**해설 0041**
• 중배엽에서 발생하는 것은 결합조직, 근조직, 맥관과 심장 및 비뇨생식기 등이다.

### 0042

내배엽에서 발생하는 기관으로 옳은 것은?

**보기**
가. 간 나. 호흡기 다. 요로 라. 결합조직

① 가, 나, 다 ② 가, 다 ③ 나, 라 ④ 라 ⑤ 가, 나, 다, 라

✣ 문헌 한국해부생리학 교수협의회, 인체해부학, 현문사, 2007, p.69

**해설 0042**
• 내배엽에서 발생하는 것은 주로 유강성 장기의 내표면을 덮는 상피가 되고, 소화와 호흡에 관여한다.

**정답** 38 ① 39 ① 40 ① 41 ⑤ 42 ①

# 소화기계



## 01 구조

### 1) 소화도(digestive tract)

- 약 9m
- 입안(구강 oral cavity) → 인두(pharynx) → 식도(esophagus) → 위(stomach) → 작은창자(소장 small intestine : duodenum, jejunum, ileum) → 큰창자(대장 large intestine : cecum, ascending colon, transverse colon, descending colon, sigmoid colon, rectum) → 항문(anus)

### 2) 부속소화기관

침샘(타액선), 귀밑샘(이하선), 아래턱샘(악하선), 혀밑샘(설하선), 간, 이자, 담낭(쓸개주머니)

### 3) 소화도의 일반적인 구조

- 점막(mucosa)
- 점막밑조직(submucosa)
- 근육층(muscular layer)
- 장막(serosa)

## 02 입안(구강)

- 앞쪽의 입안안뜰(구강전정)과 뒤쪽의 고유입안(구강)으로 구분된다.
- 입천장편도(구개편도)는 림프성 조직으로 세균침입을 방어하는 작용이 있다.
- 입안(구강)에서 분비하는 침(타액)속에는 프리알린(ptyalin)이 있다.
- 입안뒤공간(구강후방)은 목구멍의 좁은 부분을 통하여 인두로 연결된다.

### 1) 치아(Teeth)

(1) 분류

- 앞니(문치 incisor) : 끌 모양으로 자르거나 씹는 데 쓰인다.
- 송곳니(견치 canine) : 뾰족하고 찢는 데 사용한다.
- 작은 어금니(소구치 premolar)
  - 음식물을 가는 데 사용한다.
  - 2개의 뾰족한 끝과 하나 또는 2개의 치아뿌리(치근)와 치아관(치관)을 가지고 있다.
- 큰 어금니(대구치 molar)
  - 연마와 분쇄작용을 하고 3~5개의 뾰족한 끝과 2~3개의 치아뿌리(치근)와 치아관(치관)을 가지고 있다.
  - 작은 어금니(소구치)와 큰 어금니(대구치)를 어금니라 한다.
  - 제3 큰 어금니(대구치)는 사랑니(지치)라 하고 약간 작다.
- 젖니(유치)는 20개이며 소아기 치아로 유아기에 나타나고 6~21세 사이에 빠지게 된다.
- 계승치아(영구치)는 32개이며 성인 치아로서 6~21세 사이에 젖니(유치)와 대치된다.

(2) 조직학적 구조

- 사기질(에나멜질 enamel)
  - 가장 단단하며 치아목(치경)과 치아관(치관)을 덮는 부분으로 부숴지기 쉬운 하얀 조직이다.
  - 단단한 석회이며 성숙한 사기질 형태는 세포가 없으며 얇아져도 재생이 안된다.
- 시멘트질(cementum)
  - 몸안에서 가장 단단하고 치아뿌리(치근)의 바깥층을 이루는 부분
  - 뼈의 특수한 형태이며 혈관이 없다.
- 상아질(dentin)
  - 뼈조직과 비슷한 구조를 가지며 치아의 대부분을 이루는 부분
  - 누르스름한 색을 띄는 하얀 조직이며 사기질보다 다

소 부드럽고 사기질 아래에 있다.

- 치아속질(치수 dental pulp)
  - 상아질 속에 있는 치아속질안(치수강내)에 있으며 소성결합조직으로 구성되어 있다.
  - 신경섬유와 혈관이 분포되어 있다.
  - 영양공급으로 살아있는 치아를 유지하고 석회조직이다.
- 치아주위인대(치근막인대 periodontal ligament)
  - 섬유성 결합조직막으로 이틀구멍(치조공) 벽으로부터 치아의 시멘트질까지 걸쳐 있고 이틀구멍(치조공)안에 치아를 고정시키는 일을 한다.
- 잇몸(치은 gums)
  - 점막으로 구성되어 있고 이틀돌기(치조돌기)를 덮고 있다.
  - 입안(구강)에서 점막질환이 잘 일어나는 곳이므로 입안(구강)위생에 중요한 부위이다.

(3) 충치(dental caries)

음식물이 세균에 의해 분해되어 생긴 유산에 의한 것으로 원인은 확실히 규명되지 않음

### 2) 혀(Tongue)

(1) 해부학적인 구조

- 혀는 가로무늬근(횡문근)으로된 기관이며, 점막으로 싸여 있다.
- 점막은 무수히 많은 작은 돌출부로 되어 있다. 이것을 유두(papilla)라고 한다.
  - 실유두(사상유두 filiform papillae) : 가느다란 원추형의 유두로 혀표면의 앞쪽 2/3에 분포되어 있다.
  - 버섯유두(심상유두 fungiform papillae) : 공모양 또는 버섯모양의 유두가 혀의 가장자리에 분포되어 있고 혀표면의 앞쪽에도 드문드문 흩어져 있다.
  - 잎새유두(엽상유두 foliate papillae) : 혀의 가쪽면(외측면) 뒤부위(후부)에 서로 평행하게 앞뒤(전후)로 있다.
  - 성곽유두(유곽유두 vallate papillae) : 맛 감지 맛봉오리(미뢰)가 주로 위치하는 부분으로 8~12개의 크고 둥근 유두가 V자형의 줄로 혀근(설근)과 혀몸(설체)의 연접지점에 점으로 배열된다.

(2) 혀의 근육

- 턱끝혀근(이설근 genioglossus) : (설하신경)의 지배를 받고 혀를 내밀고 뒤로 끌며 밑으로 내리는 작용을 도와준다.
- 설골설근(hyoglossus) : 혀밑신경(설하신경)의 지배를 받고 혀를 밑으로 가쪽(외측)으로 끌어내린다.
- 붓혀근(경돌설근 styloglossus) : 혀밑신경(설하신경)의 지배를 받고 혀를 올리고 뒤로 끄는 데 도와준다.
- 세로근(종근 longitudinalis) : 혀밑신경(설하신경)의 지배를 받고 혀를 짧게 한다.
- 가로근(횡근 transversus) : 혀밑신경(설하신경)의 지배를 받고 혀를 늘리고 좁힌다.
- 수직근(verticalis) : 혀밑신경(설하신경)의 지배를 받고 혀를 납작하게 펴고 넓어지게 한다.

### 3) 침샘(타액선 Salivary gland)

- 교감신경, 부교감신경의 지배를 받으며 그 분비 중추는 숨뇌(연수)에 있다.
- 침(타액)을 생산하여 분비하고 소화효소인 프티알린(ptyalin, amylase)을 함유하여 전분을 당으로 소화
- 1일 분비량 약 1~1.5L(탄수화물의 소화가 50% 이루어짐)
- 귀밑샘(이하선 parotid gland)
  - virus에 의해 볼이 붓는 경우 장애를 받는 부분으로 침샘 중 가장 크다.
  - 위쪽은 넓고 아래쪽은 좁아진다.
  - 바깥귀(외이)의 앞공간(전방) 아래에 위치하고 아래턱가지(하악지)의 뒤경계면(후연)으로 넓게 위치한다.
  - 유행성 귀밑샘염(이하선염) 호발부위(얼굴신경과 풍부한 혈관 분포)
  - 씹기근(교근 masseter muscle)으로 덮여 있다.
  - 스텐센관(Stensen' s duct)은 씹기근(교근) 앞으로 가로질러 올라가고 광대뼈(협근)를 관통하여 두 번째 위큰어금니(상대구치) 반대편 입안(구강)의 안뜰(전정)로 열린다.
  - 샘 속에 묻혀 있는 바깥목동맥(외경동맥)의 가지로 혈액을 공급받으며 바깥목정맥(외경정맥)의 지류에 의해 회수된다.
  - 바깥신경얼기(외신경총)를 따라 나온 목위신경절(상경신경절 superior cervical ganglion)로부터 교감신

경섬유와 삼차신경절(trigeminal nerve ganglion)에서 갈라져 아래턱신경(하악신경)을 따라 나온 귀신경절(otic ganglion)로부터 부교감신경의 지배를 받는다.

- 아래턱샘(악하선 submandibular gland)
  - 아래턱뼈몸통(하악골체)의 바로 밑 입안(구강)의 바닥에 위치한다.
  - 와튼관(Wharton's duct)은 혀뿌리(설근) 앞쪽으로 길게 통과하며 혀주름띠(설소대) 위입(구강)안으로 개구한다.
  - 얼굴동맥(안면동맥), 혀동맥(설동맥)의 가지로 혈액이 공급되고 동맥과 일치되는 정맥의 지류에 의해 회수된다.
  - 목위신경절(상경신경절)의 교감신경섬유와 삼차신경에서 나오는 아래턱신경절(하악신경절 submandibular ganglion)로부터 부교감신경섬유에 의해서 지배를 받는다.
  - 교감신경자극의 흥분은 진한 점액성 분비물을 생산하고 부교감신경자극의 흥분은 묽은 장액성 분비물을 생산한다.
- 혀밑샘(설하선 sublingual gland)
  - 혀 밑에 존재하고 큰침샘(대타액선) 중 가장 작다.
  - 거의 점액성 분비물로 장액 분비세포를 덮은 점액관을 만든다.
  - 혈액은 턱밑샘(악하선) 혈액공급과 같다.
  - 신경지배는 턱밑샘(악하선)과 같고 부교감신경자극의 흥분은 진한 점액성 분비물을 생산하도록 자극한다.

## 03 인두 (Pharynx)

- 약 13cm 정도
- 근육성 관으로 소화기계 및 호흡기계에 모두 관여한다.
- 인두는 단순한 음식물의 통로에 불과하다.
  - 코인두(nasopharynx) : 인두의 위부분으로 코안 뒤에 있고 머리뼈아래(두개저)에서 물렁입천장(연구개) 높이까지이며 입인두로 이어진다. 코인두 가쪽벽으로 귀관(eustachian tube)이 개구하고 있다.
  - 입인두(oropharynx) : 인두의 중간 부분으로 호흡기계와 소화기계 모두에 작용하고 입안(구강) 뒤에 위치하며 물렁입천장(연구개)에서 목뿔뼈(설골) 위치에까지 이르며 후두인두로 이어진다.
  - 후두인두(laryngopharynx) : 인두의 아랫부분으로 호흡과 소화기계에 작용하며 후두 뒤에 놓여 목뿔뼈(설골) 높이에서 반지연골(윤상연골) 높이까지이며 식도로 이어진다.

## 04 식도(Esophagus)

- 식도는 인두에서 위까지 음식물을 운반하는 약 25cm의 근육성 관으로 식도의 앞쪽에는 기관과 심장이 있으며 뒤에는 척주가 있다.
- 기관 뒤쪽에 위치하고 중층편평 상피조직으로 되어 있다.
- 위끝(상단)은 가로무늬근(횡문근), 아래끝(하단)은 내장근으로 되어 있다.
- 세 곳의 협착 부위가 있다.
- 식도와 척추 사이에 대동맥이 있다.
- 협착부 : 인두 아래끝(하단)으로 제6목뼈(경추)부위, 기관 분기부로 제4, 5등뼈(흉추) 높이, 가로막(횡격막)관통부로 제11등뼈(흉추) 높이의 3곳에서 협착부를 이루는데 음식이 통과하는데는 지장이 없으나 이물이 걸리기 쉽고 염증이 잘 일어난다.
- 속면은 점막으로 되어 있고 입안(구강속)과 마찬가지로 중층편평상피로 덮여 있다.
- 음식물 통과는 꿈틀운동(연동운동)에 의한다.
- 식도구멍(식도열공 Esophageal hiatus) : 가슴공간(흉강)에서 배안(복강)으로 통하는 가로막(횡격막)의 구멍으로 특히 가로막(횡격막) 탈장이 잘 일어나는 부위이다.

## 05 위(Stomach)

- 위는 소화관 중에서 가장 넓은 부분이며 대부분이 왼쪽갈비아래부위(좌측 늑하부)에 위치한다.
- 모양은 내용물의 많고 적음에 따라 다르나 일반적으로 J자형이며 용적은 약 1L이다.
- 위의 윗부분(상부)은 가로막(횡격막) 바로 밑에 제11등뼈(흉추)의 앞 왼쪽(좌측)에 들문구멍(분문구 cardiac orifice)으로 식도와 이어지고 급히 넓어져서 오른쪽 아래를 향해 옆으로 간다.
- 제1허리뼈(요추)의 앞 오른쪽으로 날문(유문 pylorus)이 되어 샘창자(십이지장)에 연속된다.

• 위는 위몸통(위체 body)과 날문부위(유문부 pyloric portion)로 대별되는데 위몸통(위체)은 중앙부의 넓은 부분이고 위바닥(위저)은 들문(분문) 왼쪽 윗부위(상부)가 넓어져 가로막(횡격막) 밑에 들어가 있는 부분이다.

### 1) 위벽의 구조

- 점막(mucosa) : 위샘(gastric gland)이 있어 위액분비
- 위액 중
  - 으뜸세포(주세포 chief cell) : 펩시노겐(pepsinogen) (pepsin), 뮤신(mucin) 분비
  - 벽세포(parietal cell) : HCl 분비
- 점막밑조직(submucosa)
- 근층(muscular layer)
  - 빗근층(사근층 oblique m.)
  - 돌림근층(윤주근층 circular m.)
  - 세로근층(종주근층 longitudinal m.)

### 2) 구토(Vomiting)

인두점막, 위점막, 샘창자(십이지장) 점막에 대한 강한 자극

## 06 작은창자(소장 Small intestine)

### 1) 구조

- 점막조직, 점막밑조직, 근층, 돌림근(환상근 circular m.), 세로근(종주근 longitudinal m.), 장막
- 위 날문(유문)에서 큰창자(대장)에 이르는 원주상의 긴 관
- 위액과 정맥외에 간, 이자에서 분비되는 소화액을 받아들여 음식물을 소화시키고 흡수하는 곳.

### 2) 샘창자(십이지장 Duodenum)

- 길이 약 25cm로 갈고리 모양이며 제1허리뼈(요추)의 앞오른쪽(전우측) 날문(유문)에 이어져 시작되고 제2허리뼈(요추)의 앞왼쪽(전좌측)에서 세 번째 구부러져 빈창자(공장)에 이어진다.
- submucosa → 내배엽성인 대롱꽈리샘(관상포상선 tubuloalveolar gland)인 장샘이 발달
  소화를 돕기 위해 간장이나 이자(췌장) 분비관이 열려 있다(온쓸개관관/이자관).
- mucosa → 술잔세포(배상세포 goblet cell)가 있으며 주로 점액을 분비하여 음식물의 이동을 윤활하게 한다.

### 3) 빈창자(공장 Jejunum)

- 작은창자(소장)의 두 번째 부분이며 약 2.5m이다.
- 샘창자빈창자이음(12지장공장연접 duodenojejunal junction)에서 시작하여 제2허리뼈(요추) 왼쪽 근처와 배안(복강)의 왼쪽아래방향(좌하방)의 돌창자(회장)와 연결이 시작되는 부위까지이다.
- 융모돌기가 풍부하게 분포되어 있고 속에는 모세혈관이나 림프관이 들어 있어서 소화된 양분을 흡수한다.

### 4) 돌창자(회장 Ileum)

- 작은창자(소장) 중 길이가 가장 길고 약 3.7m 정도이다.
- 배부(복부)와 골반의 오른쪽아래방향(우하방)에 위치한다.
- 조직적으로 구분 Peyer판(집합 임파소절) : 장티푸스, 창자결핵 때에 심한 병변을 일으키며 임상적으로 중요

## 07 큰창자(대장 Large intestine)

### 1) 구조

- 소화기의 마지막 부분으로 수분과 염분 등을 흡수하고, 소화 안된 잔유물을 대변으로 만들어 몸바깥(체외)으로 내보낸다.
- 작은창자보다 짧은 약 1.5m로 돌막창자이음(회맹연접)에서 작은창자(소장)와 연결되며 막창자(맹장), 막창자꼬리(충수), 잘록창자(결장), 곧창자(직장), 항문으로 끝난다.
- 육안적 형태로 결장팽기, 결장루, 복막수가 있고 점막에는 융모가 없다.
- 근층의 경우 속돌림근층(내윤주근층)은 항문에서 두꺼워져 돌림(윤상)의 속항문조임근(내항문괄약근 internal anal sphincter)이 된다.

### 2) 돌막창자판막(회맹판 Ileocecal valve)

막창자(맹장)와 잘록창자(결장)의 경계 왼쪽뒤벽(좌후벽)에 있는 판막으로 큰창자(대장)의 내용물이 돌창자(회장)로 역류하는 것을 방지한다.

### 3) 막창자(맹장 Cecum)와 막창자꼬리(충수 Appendix)

- 막창자(맹장)는 큰창자(대장)의 첫 부분으로 큰 막창자 주머니(맹낭)이며 약 5cm로 돌막창자이음(회맹연접)높이에서 오름잘록창자(상행결장)와 연결이 시작된다.
- 막창자꼬리(충수)는 가느다란 막창자관(맹관)이며 막창자(맹장)끝으로부터 시작된다. 약 9cm 정도로 막창자(맹장)뒤나 골반연위에 놓여 있다.
- 막창자꼬리(충수)벽에는 많은 림프소절이 있고, 충수염 진단부위로 맥버니점(McBurney's point)이 있다.
- 막창자꼬리(충수)의 구조는 막창자(맹장)와 같으나 막창자(맹장)에 비해 고립림프소절이 잘 발달되어 있다.

### 4) 잘록창자(결장 Colon)

- 큰창자(대장)의 가장 긴 부분으로 오름잘록창자(상행결장), 가로잘록창자(횡행결장), 내림잘록창자(하행결장), 구불잘록창자(S상결장) 등의 4부분으로 나뉜다.
  - 오름잘록창자(상행결장 ascending colon) : 약 15cm로 돌막창자판막(회맹판) 높이에서 시작하여 오른쪽허리뼈(요추)를 따라 오름(상행)하여 배부위(복부)의 오른쪽아래갈비부위(우하늑부), 간의 아래면(하면)까지 오름(상행)한다.
  - 가로잘록창자(횡행결장 transverse colon) : 약 50cm로 간의 아래면(하면)으로부터 복막안(복강)을 가로질러 왼쪽아래갈비부위(좌하늑부), 지라(비장)의 아래까지 활(아치)을 이룬다. 복막으로 완전히 덮혀 있고 창자사이막(장간막) 즉, 가로잘록창자막(횡행결장막)에 의해 연결되어 있으며 이자(췌장)의 아래면(하연)에 연결된다.
  - 내림잘록창자(하행결장 descending colon) : 약 30cm로 왼쪽아래갈비부위(좌하늑부)의 배부(복부)와 허리부위를 따라 내림(하행)하여 왼쪽엉덩돌기(좌장골와)에서 중앙으로 돌아 골반연에서 구불잘록창자(S상결장)와 연결된다.
  - 구불잘록창자(S상결장 sigmoid colon) : 약 40cm로 골반연으로부터 곧막창자(직장맹장) 연접부까지 이른다.

### 5) 곧창자(직장 Rectum)

- 약 15cm 정도로 골반강 안에 있다.
- 술잔세포(배상세포 goblet cell)가 많이 있으며 많은 점액을 분비하여 점막속면을 윤활하게 한다. → 배변에 도움을 줌
- 창자내 세균이 부패시키고 남은 것을 배설 → 주로 수분 흡수

### 6) 항문관(Anal canal)

- 큰창자(대장)의 짧은 종말부분으로 약 4cm 정도이다.
- 복막으로 덮여 있지 않고 항문올림근(항문거근)으로 지지되며 속바깥조임근(내외괄약근)으로 둘러싸여 있다.
- 속조임근(내괄약근)은 마지막 창자벽의 두꺼운 민무늬근육(평활근)이며 불수의적으로 조절된다.
- 바깥조임근(외괄약근)은 항문을 둘러싸는 뼈대근(골격근)으로 수의적으로 조절된다.

## 08 간(Liver)

### 1) 구조

- 성인 남자는 약 1.5kg, 여자는 약 1.2kg 정도의 인체에서 가장 큰 샘(gland)으로 대략 6각형 모양의 4개의 소엽(lobule) 집합체이다.
- 간 소엽의 중간에는 중심정맥이 종주하고 그 주변에 간세포줄(간세포삭 hepatic cell cord)이 방사상으로 배열한다.
- 대부분 복막에 의해 싸여 있다.
- 복막안의 오른쪽 위쪽(상부)으로 가로막 아래면에 위치한다.
- 간은 복막에 의해 칸막이처럼 처져 있다.
- 간세포줄(간세포삭)과 굴모세혈관(동양모세혈관 sinusoid)이 주체로 풍부한 혈액을 갖는 연한 암적갈색을 나타낸다.
- 위면으로부터는 간낫인대(간겸상간막 falciform ligament)에 의해 왼쪽과 오른쪽엽(좌우엽)으로 구별되고 아래면에서는 다시 양엽 사이에 끼어 있는 방형엽(quadrate lobe)과 꼬리엽(미상엽 caudate lobe)으로 구분된다.
- 육각형 간소엽(hepatic lobules)의 중심부에는 중심정맥(central vein)이 관통한다.
- 오른쪽은 두껍고 왼쪽은 가늘다.
- 혈관
  - 간으로 출입하는 혈관은 3종류로 고유간동맥, 문맥, 간정맥이다.

- 간은 문맥과 간동맥으로부터 혈액을 받고, 간정맥을 통해 아래대정맥(하대정맥)으로 혈액을 보낸다.
- 고유간동맥은 간세포의 영양혈관이고, 문맥은 배안속(복강내) 여러장기에서 오는 혈액을 간속으로 보내고 혈액의 정화나 당원질의 생성 또는 처리 등을 담당하는 기능혈관이다.
- 고유간동맥과 문맥은 간속에서 모세혈관망을 형성하여 간정맥을 통해 아래대정맥으로 유입된다.

### 2) 기능

- 외분비샘으로 1일 약 600mL의 쓸개즙(담즙)을 분비하여 지방질 소화를 돕는다.
- 근 운동에 필요한 에너지 공급 : amino acid, lipid 등을 glucose로 전환
- 단백질 합성에 관여
- 비타민 저장
- 항혈액 응고제인 헤파린(heparin) 생산
- 해독작용
- 혈액의 저장과 혈액량 조절 역할(약 350mL 정도의 혈액이 있다)
- 요소회로(urea cycle)를 통해 암모니아를 요소로 전환 생성한다.

## 09 쓸개주머니(담낭 Gall bladder)

- 서양배 모양의 속이 빈 근육성 주머니(낭)이며 간 바닥면(장측면)의 움푹 들어간 곳에 놓여 있다.
- 쓸개바닥(담낭저), 쓸개몸(담낭체), 쓸개목(담낭경)의 세 부분으로 나뉜다.
- 용적 35mL 정도로 쓸개즙(담즙)의 농축과 저장
- 쓸개즙(담즙)으로부터 물을 흡수하여 쓸개즙(담즙)을 5배로 농축한다.

## 10 쓸개즙(담즙 Bile)

- 간세포에서 생산되는 분비물
- 성분 : 수분, 쓸개즙염(담즙산), 쓸개즙색소(담즙색소)
- 어떠한 원인에 의해 쓸개관(담관)을 통하여 창자(장)로 배설되지 못하고 혈관속으로 흡수되면 황달(jaundice)이 생긴다.
- 샘창자(십이지장) 아래부위(하부)에서→ 소화작용을 돕는다.

## 11 이자(췌장 Pancreas)

- 제1~2허리뼈(요추) 높이
- 전체길이 약 12~15cm로 머리부분은 샘창자에 의해 둘러싸여 있고, 꼬리부분은 비장에 닿아 있다.
- 폭 : 약 5cm, 두께: 약 2cm, 무게: 약 70g
- 위의 뒤, 아래대정맥, 대동맥과 왼쪽 콩팥(신장) 앞에 놓여 있다.
- 연노랑의 소엽샘으로 이자머리(췌두 head), 이자목(췌경 neck), 이자몸통(췌체 body), 이자꼬리(췌미 tail) 등 4부분으로 나뉘어 있다.
- 2개의 배출관으로 배출된다. 큰이자관(대췌관)은 이자꼬리(췌미)에서 이자목(췌경)까지 길게 뻗쳐 있고 이자목(췌경)까지 나와 간이자관팽대(간췌관팽대)에서 온쓸개관(총담관 common bile duct)과 합친다.
- 오디조임근(Oddi's sphincter) : 샘창자(십이지장)의 온쓸개관(총담관)의 결합부 근처에서 온쓸개관(총담관) 아래부위(하부)와 이자관(췌관)을 둘러싸는 환형의 근육성 섬유띠로 쓸개즙(담즙)과 이자액(췌액)의 유출을 조절한다.
- 팽대부는 샘창자(십이지장) 벽을 뚫고 샘창자(십이지장) 아래부위(하행부) 안으로 개구한다.
- 복합선
  - 외분비 이자(외분비 췌장 exocrine pancreas) : Pancreatic juice
  - 내분비 이자(내분비 췌장 endocrine pancreas) : 당대사 hormone 생산
- Langerhan's island
  - A cell($\alpha$-cell) : 약 20%를 차지하며 glucagon 분비
  - B cell($\beta$-cell) : 약 70%를 차지하며 insulin 분비
  - D cell($\delta$-cell) : 약 5%를 차지하며 somatostatin 분비
- 이자(췌장)는 교감신경얼기(총)로부터 교감신경섬유와 배안신경얼기(복강신경총)로 따라 나온 미주신경으로부터 부교감신경섬유의 지배를 받는다.

## 12 복막(Peritoneum)

- 인체에서 가장 큰 창자막(장막)이며 배안(복강)과 골반안(강)의 속면과 속안에 돌출하고 있다.
  - 벽쪽복막(parietal peritoneum) : 배안(복강)의 속벽을 덮고 전체적으로 큰 복막강을 만들며 그 일부분이 가로막(횡격막) 아래부분(하부분)과 뒤배벽(후복벽)에서 반전하여 복막강속 장기의 표면을 싸고 있다.
  - 내장쪽복막(장측복막 visceral peritoneum) : 배부위(복부)내장 중에서 위, 빈창자(공장), 돌창자(회장), 막창자(맹장), 꼬리(충수), 가로잘록창자(횡행결장), 구불잘록창자(S상결장), 지라(비장), 난소, 난관 등을 싸고 있다.
- 복막후 장기 : 복강 뒤벽을 덮는 벽쪽복막보다 뒤위에 있는 기관으로 이자(췌장 pancreas), 콩팥(신장kidney), 부신(adrenal gland), 샘창자(십이지장 duodenum) 등이 있다.
- 복막안은 남성에서는 외부와 완전히 차단되지만 여성에서는 난관의 복강구 → 난관 → 자궁안(자궁강) → 질 → 질구의 순으로 외부와 통해 있다.
- 그물막(망 omentum) : 위와 배안(복강) 내 다른 장기 사이에 형성된 앞치마처럼 길게 늘어뜨려진 복막주름
- 창자사이막(장간막 mesentery) : 배안(복강)내 여러 장기를 배벽(복벽)에 고정시키고 있는 막

## 핵심문제

### 0001

위장관의 해부학적 세포층으로 옳은 것은?

**보기**

가. 점막　　나. 점막하조직　　다. 근육층　　라. 장막

①가, 나, 다　②가, 다　③나, 라　④라　⑤가, 나, 다, 라

✣ **문헌** 박인국 외, 생리학, 라이프사이언스, 2003, p.418

**해설 0001**

- 점막 : 위장관 내강을 덮는다.
- 점막하조직 : 혈관을 포함하고 있는 결합조직층
- 근육층 : 안쪽은 환상이고, 바깥쪽은 종축인 평활근
- 장막 : 단층 편평상피로 덮인 윤문상 결합조직

### 0002

작은창자(소장)에서 볼 수 있는 해부학적 구조로 옳은 것은?

**보기**

가. 암죽관(유미관)　　나. 창자오목(장 소와)　　다. 융모　　라. 들문(분문)

①가, 나, 다　②가, 다　③나, 라　④라　⑤가, 나, 다, 라

✣ **문헌** 박인국 외, 생리학, 라이프사이언스, 2003, p.418

**해설 0002**

- 들문(분문)은 식도 하부와 위상부 영역이다.

### 0003

식도를 구성하는 근육의 해부학적 구조로 옳은 것은?

**보기**

가. 상부 1/3은 골격근이다　　나. 중앙 1/3은 골격근과 평활근의 혼합이다
다. 하부 1/3은 평활근이다　　라. 상부는 골격근, 하부는 평활근이다

①가, 나, 다　②가, 다　③나, 라　④라　⑤가, 나, 다, 라

✣ **문헌** 박인국 외, 생리학, 라이프사이언스, 2003, p.420

**해설 0003**

- 식도는 비각질화 중층편평상피로 덮여 있고, 위치에 따라 골격근이나 평활근을 갖는다.

### 0004

브루너선(Bruner gland)을 볼 수 있는 소화기관으로 옳은 것은?

① 식도　② 위　③ 샘창자(십이지장)
④ 작은창자(소장)　⑤ 큰창자(대장)

✣ **문헌** 신문균 외, 인체해부학, 현문사, 1993, p.468

**해설 0004**

- 부루너선은 샘창자샘(십이지장샘)이라고도 한다.

**정답** 1 ⑤ 2 ① 3 ① 4 ③

## 핵심문제

### 0005

리버쿤 음와(Liberk hn crypt)를 볼 수 있는 소화기관으로 옳은 것은?

① 식도 ② 위 ③ 샘창자(십이지장)
④ 작은창자(소장) ⑤ 큰창자(대장)

✣ 문헌 신문균 외, 인체해부학, 현문사, 1993, p.468

### 0006

큰창자(대장)의 해부학적 위치로 옳은 것은?

① 샘창자(십이지장)에서 항문까지
② 위에서 오름잘룩창자(상행결장)까지
③ 돌막창자판막(회맹판)에서 항문까지
④ 빈창자(공장)에서 잘룩창자(결장)까지
⑤ 돌창자(회장)에서 항문까지

✣ 문헌 신문균 외, 인체해부학, 현문사, 1993, p.470

### 0007

식도 아래부위와 위(stomach)가 연결되어지는 부위명으로 옳은 것은?

① 들문부(분문부) ② 위바닥부(위저부) ③ 위몸통부(위체부)
④ 날문부(유문부) ⑤ 샘창자부(십이지장부)

✣ 문헌 한국해부생리학 교수협의회, 인체해부학, 현문사, 2007, p.288

### 0008

가로잘록창자(횡행결장 transverse colon)의 설명으로 옳은 것은?

보기

가. 돌막창자판막(회맹판) 높이에서 시작하여 오른쪽 허리뼈(요추)를 따라 상행하여 간의 하면까지 상행한다.
나. 좌하늑부의 복부와 허리부위(요부)를 따라 지나며 좌엉덩뼈오목(좌장골와)에서 중앙으로 돌아 골반연에서 S상결장과 연결된다.
다. 골반연으로부터 곧창자(직장), 막창자(맹장) 연접부까지 이른다.
라. 간의 하면으로부터 복강을 가로질러 좌하늑부 비장의 아래까지 아치를 이룬다.

① 가, 나, 다 ② 가, 다 ③ 나, 라 ④ 라 ⑤ 가, 나, 다, 라

✣ 문헌 한국해부생리학 교수협의회, 인체해부학, 현문사, 2007, p.294

## 해설

**0005**
- 리버쿤 음와(Liberkühn crypt)는 장내강 쪽으로 여린 좁은 주머니를 형성하기 위해 밑으로 함입된 부위이다.

**0006**
- 큰창자(대장)는 돌막창자판막(회맹판)에서 항문에 이르는 부분이다.

**0007**
- 위가 식도에 접하는 곳을 들문(분문)이라 하며 들문(분문)에서 좌측상부에 둥근 천장 모양으로 볼록한 부분을 위바닥(위저), 그 아래의 넓은 부분을 위몸통(위체)이라고 한다.

**0008**
- 가로잘록창자(횡행결장)는 우결장곡에서 위의 대만 하부를 좌측으로 가로질러 비장에 이르러서 다시 아래로 구부러져 좌결장곡을 이루고 내림주름창자(하행결장)에 이어지는 길이가 약 50cm인 부분이다.

정답 5 ④ 6 ③ 7 ① 8 ④

## 핵심문제

### 0009

간(liver)의 해부학적 특징으로 옳은 것은?

**보기**

가. 복강의 왼쪽 상부로 가로막(횡격막) 상부에 위치한다.
나. 색은 적갈색이며 혈관이 잘 발달되어 있다.
다. 왼쪽 끝은 두텁고 아래로 내려가면서 가늘어진다.
라. 4개의 엽(lobe)으로 되어 있다.

① 가, 나, 다　② 가, 다　③ 나, 라　④ 라　⑤ 가, 나, 다, 라

✢ 문헌 한국해부생리학 교수협의회, 인체해부학, 현문사, 2007, p.296

**해설 0009**

- 가로막(횡격막) 바로 아래 우상복부에 위치하며 부분적으로 갈비뼈(늑골)에 둘러싸여 있으며 무게는 약 1,500g 정도이다.

### 0010

샘창자(십이지장)에서 온쓸개관(총담관)과 이자(췌장)가 합쳐지는 부위로 옳은 것은?

① 이자머리부(췌두부)　② 이자꼬리부(췌미부)　③ 간이자팽대부(간췌팽대부)
④ 간이자괄약근부(간췌괄약근부)　⑤ 작은샘창자유두부(소십이지장유두부)

✢ 문헌 이성호 외, 인체해부학, 현문사, 2005, p.370

**해설 0010**

- 온쓸개관(총담관)과 이자(췌장)가 합쳐지는 부위는 간이자팽대부(간췌팽대부)이며, 간이자팽대부(간췌팽대부)는 화산모양의 샘창자꼭지(십이지장유두)를 통하여 샘창자(십이지장)로 개구한다.

### 0011

이자(췌장)의 머리부분(A)과 꼬리부분(B)의 해부학적 위치로 옳은 것은?

| | ① | ② | ③ | ④ | ⑤ |
|---|---|---|---|---|---|
| A | 간 | 샘창자(십이지장) | 십이지장 | 비장 | 가로막(횡격막) |
| B | 지라(비장) | 비장 | 간 | 횡격막 | 비장 |

✢ 문헌 이성호 외, 인체해부학, 현문사, 2005, p.382

**해설 0011**

- 이자(췌장)의 머리부분은 샘창자(십이지장)에 의해 둘러싸여 있고, 중심은 몸통부분, 꼬리부분은 지라(비장)에 닿아 있다. 이자(췌장)의 머리부분만 제외한 전부가 복막후 장기에 속한다.

### 0012

'사랑니(지치)' 라고도 하는 영구치로 옳은 것은?

① 앞니(절치)　② 송곳니(견치)　③ 작은어금니(소구치)
④ 제1큰어금니(대구치)　⑤ 제3큰어금니(대구치)

✢ 문헌 한국해부생리학 교수협의회, 인체해부학, 현문사, 2007, p.285

**해설 0012**

- 영구치의 제3큰어금니(대구치)를 '사랑니(지치 wisdom teeth)' 라고도 하며 17~25세 때 나오지만, 일생동안 나오지 않을 수도 있다.

**정답** 9 ③ 10 ③ 11 ② 12 ⑤

## 0013

침샘(타액선)의 해부학적 위치이다. ( A ), ( B ), ( C )의 샘(선)이름으로 옳은 것은?

보기

깨물근(교근) 위에 있으며, 양쪽 귀의 전하방에 위치한 ( A )은 가장 크고, ( B )은 턱뼈(하악골) 내측, 구강의 바닥에 위치한다. ( C )은 혀아래쪽에 위치하고 끈끈한 타액을 분비한다.

| | ① | ② | ③ | ④ | ⑤ |
|---|---|---|---|---|---|
| A | 귀밑샘(이하선) | 이하선 | 악하선 | 악하선 | 설하선 |
| B | 혀밑샘(설하선) | 악하선 | 이하선 | 설하선 | 이하선 |
| C | 턱밑샘(악하선) | 설하선 | 설하선 | 이하선 | 악하선 |

✣ 문헌 한국해부생리학 교수협의회, 인체해부학, 현문사, 2007, p.286

## 0014

위와 샘창자(십이지장)가 연결되는 부분의 해부학적 명칭으로 옳은 것은?

① 들문(분문) ② 위바닥(위저) ③ 위몸통(위체) ④ 날문(유문) ⑤ 큰굽(대만)

✣ 문헌 한국해부생리학 교수협의회, 인체해부학, 현문사, 2007, p.288

## 0015

작은창자(소장)의 해부학적 구조이다. ( A ), ( B ), ( C )의 명칭으로 옳은 것은?

보기

융모와 융모 사이의 기저부에는 ( A )이 개구하고, 점막하 조직내에는 ( B ) 점액선이 있으며, 융모 기저부에는 ( C )이 있어 다량의 묽은액체를 분비하여 소화와 흡수 효율을 높여준다.

| | ① | ② | ③ | ④ | ⑤ |
|---|---|---|---|---|---|
| A | 브루너선 | 브루너선 | 장선 | 장선 | 리베르쿤선 |
| B | 장선 | 리베르쿤선 | 브루너선 | 리베르쿤선 | 장선 |
| C | 리베르쿤선 | 장선 | 리베르쿤선 | 브루너선 | 브루너선 |

✣ 문헌 한국해부생리학 교수협의회, 인체해부학, 현문사, 2007, p.292

## 0016

간의 해부학적 구조로 옳은 것은?

보기

가. 상면은 가로막(횡격막)과 접해 있다. 나. 표면은 4엽으로 구분된다.
다. 좌엽은 우엽보다 작고 납작하다. 라. 복벽에 연결되어 고정된다.

① 가, 나, 다 ② 가, 다 ③ 나, 라 ④ 라 ⑤ 가, 나, 다, 라

✣ 문헌 한국해부생리학 교수협의회, 인체해부학, 현문사, 2007, p.296

### 해설

**0013**
• 귀밑샘(이하선)은 묽은 순장액성 타액을 분비하고, 턱밑샘(악하선)은 혼합성 타액, 혀밑샘(설하선)은 진하고 끈끈한 타액을 분비한다.

**0014**
• 날문부위(유문부)의 기시부는 약간 팽대되어 유문동을 이룬다.

**0015**
• 융모와 융모사이의 기저부에는 장선이 개구하고, 브루너선(Bruner's gland)에서는 맑고 점성이 높은 알칼리성 점액을 분비한다. 융모 기저부에는 리베르쿤선(Lieberkuhn's gland)이 있다.

**0016**
• 간 하면의 우엽과 방형엽 사이에는 쓸개주머니(담낭)가 위치한다.

정답 13 ② 14 ④ 15 ③ 16 ⑤

## 핵심문제

### 0017

간의 둥근모세혈관(동양혈관) 내막에 존재하여 식작용을 하는 세포로 옳은 것은?

① 배상세포 ② 색소세포 ③ 골모세포 ④ 쿠퍼(Kupffer)세포 ⑤ 췌도세포

✣ 문헌 한국해부생리학 교수협의회, 인체해부학, 현문사, 2007, p.299

**해설**

**0017**

• 간문맥의 혈액에는 소화관을 통해 들어온 세균이 있는데 쿠퍼(Kupffer)세포가 둥근모세혈관(동양혈관)의 내막에 존재하여 식작용을 하여 세균을 제거한다.

### 0018

쓸개주머니(담낭)의 해부학적 위치로 옳은 것은?

① 간의 우엽 상부 ② 간의 우엽과 방형엽 사이의 하면 ③ 간의 방형엽 뒤쪽

④ 간의 좌엽 상부 ⑤ 간의 좌엽과 우엽 사이의 상부

✣ 문헌 한국해부생리학 교수협의회, 인체해부학, 현문사, 2007, p.301

**0018**

• 쓸개주머니(담낭)는 간의 우엽과 방형엽 사이의 하면에 부착된 서양 배 모양의 주머니이다.

### 0019

인체에서 가장 크고, 우상복부에 위치하는 샘장기(선장기)로 옳은 것은?

① 콩팥(신장) ② 이자 ③ 쓸개 ④ 지라 ⑤ 간

✣ 문헌 최인장 외, 인체해부학, 메디컬코리아, 2006, p.375

**0019**

• 간은 약 1.5kg 정도의 샘장기로 적갈색을 띤다.

### 0020

큰창자(대장)에서 가장 긴 부위로 옳은 것은?

① 돌막창자판막(회맹판) ② 막창자(맹장) ③ 잘록창자(결장)

④ 곧창자(직장) ⑤ 항문관

✣ 문헌 박희진 외, EMT기초의학, 현문사, 2010, p.55

**0020**

• 잘록창자(결장)는 오름잘록창자(상행결장), 가로잘록창자(회행결장), 내림잘록창자(하행결장), 구불잘록창자(S상결장) 등의 4부분으로 나뉜다.

### 0021

췌장(이자)의 해부학적 구조로 옳지 않은 것은?

① 2개의 배출관으로 배출된다.

② 췌미에서 췌경까지 길게 뻗어 있다.

③ 대췌관은 췌경까지 나와 간췌관 팽대에서 총담관과 합친다.

④ 이자는 위(stomach)보다 상부에 위치한다.

⑤ 팽대부는 십이지장 벽을 뚫고 십이지장 하행부 안으로 개구한다.

✣ 문헌 노민희 외, 새용어해부학, 정담미디어, 2010, p.456

**0021**

• 이자는 2개의 배출관으로 배출된다. 대췌관은 췌미에서 췌경까지 길게 뻗어 있고 췌경까지 나와 간췌관 팽대에서 총담관과 합친다.

• 오디괄약근은 십이지장의 총담관 결합부 근처에서 총담관하부와 췌관을 둘러싸는 환형의 근육성 섬유 띠로 담즙과 췌액의 유출을 조절한다.

• 팽대부는 십이지장 벽을 뚫고 십이지장 하행부 안으로 개구한다.

**정답** 17 ④ 18 ② 19 ⑤ 20 ③ 21 ④

# 뼈대계(골격계)

## 01 뼈대(골격 Skeleton)

성인의 인체 뼈대(골격)는 206개의 뼈로 이루어져 있는데 몸통뼈대(골격)와 팔다리뼈대(사지골격)의 2군으로 나뉜다.

### 1) 분류

(1) 부위

① 몸통뼈대(몸통골격 axial skeleton)
- 머리뼈(두개골 skull)
  - 뇌머리뼈(뇌두개골 cranium)
  - 얼굴뼈(안면골 facial bone) 22
  - 귓속뼈(이소골 auditory ossicle) 6
  - 목뿔뼈(설골 hyoid bone) 1
- 척추뼈(척추골 vertebrae) 26
- 갈비뼈(늑골 ribs) 24
- 복장뼈(흉골 sternum) 1

② 팔다리뼈대(사지골격 appendicular skeleton)
- 팔뼈(상지골 bones of upper limb) 64
- 다리뼈(하지골 bones of lower limb) 62

Total 206개

(2) 형태
- 긴뼈(장골 long bones) : 주로 팔다리(사지)에 있으며 대체로 원주상
  - 위팔뼈(상완골 humerus), 자뼈(척골 ulna), 노뼈(요골 radius)
  - 넓적다리(thigh)와 다리(leg) : 넙다리뼈(대퇴골 femur), 정강뼈(경골 tibia), 종아리뼈(비골 fibula)
  - 손가락(finger)과 발가락(toes) : 손 · 발가락뼈(지골 phalanges)
- 짧은뼈(단골 short bones) : 손목(wrist)과 발목(ankle), 손목뼈와 발목뼈(bones carpals and tarsals)
- 납작뼈(편평골 flat bones) : 머리뼈(두개골 cranium; 이마뼈 frontal & 마루뼈 parietal), 갈비뼈(ribs), 어깨뼈(scapula)
- 불규칙뼈(irregular bones) : 모양이 복잡 다양하며 bones of spinal column(vertebreae, sacrum, coccyx), skull의 일부 bone(sphenoid bone, ethmoid) 등이 있다.
- 함기골(air-containing bone) : 위턱뼈(상악골 maxillary bone), 이마뼈(전두골 frontal bone), 나비뼈(접형골 sphenoid bone), 공기뼈(pneumatic bone), 벌집뼈(사골 ethmoid bone)

### 2) 기능(Function)
- 지지(support) : 인체의 기본적인 고형구조
- 보호(protection) : 인체의 장기보호
- 운동(movement) : 근육에 대한 지렛대
- 무기물의 저장창고(reservoir) : 무기염류(인산, 칼슘)이 주성분
- 조혈(hemopoiesis) : process of forming blood cells

### 3) 뼈의 구조(Structure of bone)
- 반드시 뼈막(골막 periosteum)으로 덮여 있다.
- 겉층(표층)은 치밀질, 깊은층(심층)은 해면질(갯솜질)로 되어 있다.
- 긴뼈는 신경과 혈관이 통과하는 중심관(하버스관 Haversian canal)이 있다.
- 줄기에 해당되는 부분을 뼈몸통(골간 diaphysis)이라고 한다.

(1) 육안적 구조(gross anatomy)
- 뼈몸통(골간 diaphysis) : 줄기에 해당하는 부분, 긴뼈(장골)에서의 골수공간(marrow cavity)이 있다.
- 뼈끝(골단 epiphysis) : 긴뼈(장골)의 말단으로 둘레근

(구근)모양

- 관절연골(articular cartilage) : 뼈끝(골단) 관절면의 유리연골(초자연골)의 얇은 층
- 뼈막(골막 periosteum) : 뼈의 표면을 덮은 섬유성의 질긴 막(뼈의 보호, 영양, 비대 성장에 기여)
- 골수강(medullary cavity) : 긴뼈(장골)속부위의 넓은 공동

(2) 뼈의 표식(bone markings)

- 관절돌출부(articular projections)
  - 머리(두 head) : 몸통으로부터 구분되는 관절돌출부로 둥글고 그 아래 목(경부 neck)이 형성된다.
  - 관절융기(과 condyle) : 몸통(체간)에 직접 형성된 커다란 관절돌출부
- 주요 돌출부(nonarticular projection)
  - 융기(eminence) : 표면이 튀어나오는 것
  - 돌기(process) : 일반적으로 근부착부위로 사용되는 돌출부
  - 전자(trochanter) : 매우 크고 둔한 돌기(넓적다리뼈 목부 밑에 있는 두 돌기)
  - 거친면(조면 tuberosity) : 크고 둔하며 거친 돌기
  - 결절(tubercle) : 작고 거친 돌기(뼈에서 튀어나와 있는 구조물로 근육이나 힘줄이 부착하는 곳)
  - 위관절융기(상과 epicondyle) : 관절융기(과 condyle) 위에 있는 뼈의 돌출부
- 주요 함몰부, 공동 및 구멍(depressions, cavities and holes)
  - 오목(와 fossa) : 뼈의 얕은 함몰부(비교적 넓은 부위를 차지하는 둥글게 패인 뼈의 부분)
  - 고랑(구 sulcus) : 뼈에 홈이 파이거나 깊은 함몰부
  - 굴(동 sinus) : 속이 텅 빈 넓은 공간을 갖는 구조로 뼈 안에 공기, 혈액, 림프액이 들어 있다.
  - 공동(강 cavity) : 몸안(체내)에 있는 넓은 공간
  - 틈새(열 fissure) : 갈라진 좁은 틈

(3) 골수(bone marrow)

- 골수에서 조혈이 이루어지고 있을 때는 적혈구의 수가 가장 많기 때문에 골수조직이 붉게보인다. 이러한 골수를 적골수라 하고 생후 골수조직에 지방세포가 점점 증가되어 육안으로 황색으로 보이는 경우를 황색골수라고 한다.
  - 적골수(red bone marrow) : 조혈기능, 태생후기 때 기능이 왕성하다. 적골수는 긴뼈(장골)의 뼈끝부위(골단부), 납작뼈(편평골), 짧은뼈(단골)에 남는다.
  - 황골수(yellow bone marrow) : 조혈기능이 상실되고 대부분 지방조직으로 대치

### 4) 미세구조(Microscopic structure)와 조성(Composition)

(1) 뼈의 세포(bone cells)

- 뼈모세포(골모세포 osteoblast) : 뼈의 바탕질(기질)인 유기물과 아교섬유(교원섬유)의 전단계로 물질을 분비하여 뼈의 형성에 관여
- 뼈세포(골세포 osteocyte) : 뼈모세포(골모세포)가 성장하여 형성되고 뼈가 형성되면서 바탕질(기질)에 의해 둘러 싸여 있으며 성숙된 뼈에서 볼 수 있다.
- 뼈파괴세포(파골세포 osteoclast) : 뼈의 흡수에 관여
- 뼈바탕질(골기질 bone matrix) : 아교섬유(교원섬유)와 무기질(mineral)이 침착되어 있다.
  - 아교섬유(교원섬유 collagen fiber) : 탄력성
    ex) 귓바퀴뼈
  - 무기질(mineral) : 뼈의 견고성 유지, 뼈 중량의 2/3. 85% 인산칼슘(calcium phosphate), 10% 탄산칼슘(calcium carbonate)
  - 유기질 : 뼈 중량의 1/3
- 치밀뼈(compact bone or substance) : 긴뼈(장골) 뼈몸통(골간), 조밀하고 딱딱한 부분
  - 하버스관(Haversian canal) : 뼈장축에 평행하고 혈관, 림프관, 신경들이 통과
  - 뼈방(골소강 bone lacuna) : 뼈세포들이 들어 있고 모든 방향으로 뼈세관(bone canaliculi)이 나와 가지를 내어 이웃 방(소강)이 세관들과 문합
  - 하버스계(Haversian system) : 하버스관(H관) 주위의 10~15겹으로 된 하버스층판
  - 하버스층판(Haversian lamellae) : 뼈방(골소강) 안의 뼈세포, 뼈세관, 하버스관 그 안의 혈관, 뼈층판으로 구성
  - 폴크만 관(Volkmann's canal) : 하버스관 속의 혈관에 의해 서로 연결된다.
- 갯솜뼈(해면골 sponge bone) : 긴뼈 뼈끝(장골 골단),

기둥(골소주 trabecula)들이 얽히어 망상을 이루고 그 안에 골수가 들어 있음

(2) 연골

- 연골은 모세혈관을 볼 수 없다.
- 유리연골(초자연골 hyaline cartilage) : 바탕질은 주로 미세한 아교섬유(교원섬유)로 되어 있고 가장 일반적이며 널리 분포된 연골이다. 갈비(늑)연골, 관절연골, 기관지연골, 방패연골(갑상연골) 등이 있다.
- 섬유연골(fibrous cartilage) : 바탕질내에 결합조직 섬유가 많고 연골세포는 극히 적다. 척추사이원반(추간원판), 두덩뼈사이원반(치골간원판) 등에서 볼 수 있다.
- 탄성연골(elastic cartilage) : 바탕질내에 탄성섬유가 많다. 귓바퀴(이개)연골, 후두덮개(후두개)연골에서 볼 수 있다.

## 02 머리뼈(두개골 Skull)

- 목뿔뼈(설골)를 포함하여 15종 23개의 뼈로 구성되어 있고 턱관절(악관절)을 제외하고 모두 봉합으로 연결되어 있다.
- 성인은 얼굴면(안면)과 뇌머리뼈가 거의 같지만,
  - 출생 시는 안면 머리뼈의 폭은 성인의 1/3
  - 노인은 치아의 탈락 위턱뼈(상악골), 아래턱뼈(하악골)의 위축에 의해 얼굴이 전체적으로 작아진다.
  - 여성의 머리뼈는 남성에 비하여 약 10% 정도 작다.

### 1) 뇌머리뼈(두개골 Cranial bone)

- 이마뼈(전두골 frontal bone)
- 마루뼈(두정골 parietal bone)
- 뒤통수뼈(후두골 occipital bone)
- 관자뼈(측두골 temporal bone)
- 나비뼈(접형골 sphenoidal bone)
- 벌집뼈(사골 ethmoidal bone)

### 2) 얼굴뼈(안면골 Facial bones)

- 외부얼굴뼈(외부안면골 external facial bones)
  - 코뼈(비골 nasal bone)
  - 위턱뼈(상악골 maxilla)
  - 광대뼈(관골 zygomatic bone) : 협골이라고도 하며 2개의 입방형 뼈로 뺨을 형성한다.
  - 아래턱뼈(하악골 mandible) : 턱을 형성하는 크고 단단한 뼈로 1개이며 얼굴뼈(안면골) 중 유일하게 움직이는 뼈이다. U자 모양의 가로로 형성된 아래턱몸통(하악체)과 2개의 수직 아래턱뼈가지(하악지)가 있는데 아래턱뼈가지(하악지)와 아래턱뼈몸통(하악체)이 만나는 곳은 아래턱의 둥글게 튀어나온 부분으로 아래턱뼈각(하악각 mandibular angle)이라고 한다.
  - 눈물뼈(누골 lacrimal bone)
- 내부얼굴뼈(내부안면골 internal facial bones)
  - 입천장뼈(구개골 palatine bone)
  - 아래코선반(하비갑개 inferior nasal conchae)
  - 목뿔뼈(설골 hyoid bone) : U자 모양으로 목부위(경부)의 앞부분에 있는 후두와 아래턱각(하악각) 사이에 1개가 있으며 두 개의 뼈들과 관절하지 않고 관자뼈(측두골)의 붓돌기(경상돌기)와 이어진 붓돌목뿔뼈인대(경돌목뿔뼈인대 styloid ligaments)에 연결되어 있다.
  - 보습뼈(서골 vomer bone)

### 3) 귓속뼈(이소골)(Auditory ossicles)

- 망치뼈(추골 malleus)
- 모루뼈(침골 incus)
- 등자뼈(등골 stapes)

### 4) 숫구멍(천문 Fontanelles)

- 출생시에는 아직 뼈화가 되지 않아 뼈가 없는 부분이 있는데 이곳을 숫구멍(천문 fontanelle)이라 한다.
- 유아의 건강상태를 검사하는 데 이용한다.
  - 심한 설사 등으로 탈수(dehydration)가 되었을 때는 숫구멍(천문)이 내려앉게 된다.
  - 수분이 체내에 많거나 머리뼈안(두강내)의 병변으로 머리뼈안(두개강)내 압력이 올라가면 숫구멍(천문)이 부풀게 된다.
- 앞숫구멍(대천문 anterior fontanelle)
  - 가장 크고 마름모꼴이며 '관상봉합+시상봉합'이다.
  - 생후 18개월~2년에 뼈화된다.
- 뒤숫구멍(소천문 posterior fontanelle)
  - 뒤통수뼈(후두골)와 2개의 마루뼈(두정골 parietal) 사이에 있는 삼각형의 숫구멍(천문)으로 '시상봉합 +

시옷봉합(인자봉합)' 이다.
- 생후 2개월에 폐쇄
- 앞가쪽숫구멍(전측두천문 sphenoid fontanelle)
  - 양측에 있는 사각형의 숫구멍(천문)으로 이마뼈(전두골), 마루뼈(두정골), 관자뼈(측두골) 및 나비뼈(접형골) 사이에 있다.
  - 마루뼈(두정골 parietal)의 앞아래(전하)각에 형성 생후 3개월에 폐쇄
- 뒤가쪽숫구멍(후측두천문 mastoid fontanelle)
  - 양측에 있고 마루뼈(두정골), 뒤통수뼈(후두골), 관자뼈(측두골) 사이에 있다.
  - 마루뼈(두정골 parietal)의 뒤아래각(후하각), 생후 수개월에 폐쇄되나 완전히 뼈화되는 데는 1~1.5년이 걸린다.

5) **가쪽면**(외측면 Lateral aspect)
- 관자뼈(측두골 temporal bone)
- 광대뼈활(협골궁 zygomatic arch)
- 바깥귀길(외이도 external auditory meatus)
- 아래턱오목(하악와 mandibular fossa)
- 꼭지돌기(유양돌기 mastoid process)

6) **윗면**(상면 Superior aspect) : 머리뼈관(두개관 Clarvia) 3 suture 봉합선
- 관상봉합(coronal suture)
  - 이마뼈(전두골)와 마루뼈(두정골 parietal) 사이
- 시옷봉합(인자봉합 lambdoid suture)
  - 마루뼈(두정골 parietal)와 뒤통수뼈(후두골) 사이에 그리스 문자인 lambda(λ) 모양
- 시상봉합(sagittal suture)
  - 왼쪽과 오른쪽 마루뼈(두정골 parietal) 사이의 정중선
- 비늘봉합(인상봉합 squamous suture)
  - 마루뼈(두정골 parietal)와 관자뼈(측두골) 비늘부위(인부) 사이에 형성된 2개의 봉합

7) **뒷면**(후면 Posterior aspect)
- 바깥뒤통수융기(외후두 융기 external occipital protuberance)
- 맨위목덜미선과 위목덜미선(최상항선과 상항선 supreme and superior nuchal lines)
- 아래목덜미선(하항선 inferior nuchal lines)

8) **아래면**(하면 Inferior aspect)
- 단단입천장(경구개 hard palate)
- 뒤통수큰구멍(후두대공 foramen magnum)
- 뒤통수관절융기(후두과 occipital condyle)
- 붓돌기(경상돌기 styloid process)
- 목정맥구멍(경정맥공 jugular foramen)
- 속목정맥(내경정맥 internal jugular vein)
- 목동맥관(경동맥관 carotid canal)

9) **안쪽면**(내면 Internal aspect) : 뇌의 바깥 생김새와 비슷
- 앞머리뼈오목(전두개와 anterior cranial fossa)
- 중간머리뼈오목(중두개와 middle cranial fossa)
- 뒤머리뼈오목(후두개와 posterior cranial fossa)

## 03 머리뼈의 분리뼈(Individual bones of skull)

1) **이마뼈**(전두골 Frontal bone)

이마부위(전두부)에 있는 조개껍데기 모양의 뼈로 그 대부분을 차지하고 있는 이마뼈비늘(전두린)과 아래 중앙의 코부위(비부)와 코결(비부) 양측에 있는 눈확(안와)의 위(상)벽을 이루고 있는 눈확부위(안와부)로 구분된다.

2) **마루뼈**(두정골 Parietal bone)

머리뼈(두개)의 위벽을 이루고 있는 사각모양의 납작뼈(편평골)로 4모서리(연)와 4각이 구별되며 앞연은 이마뼈(전두골)와 관절하고 뒤엽은 뒤통수뼈(후두골)와 관절하여 시옷봉합(인자봉합)을 이룬다.

3) **뒤통수뼈**(후두골 occipital bone)

두통수부위(후두부)에 나뭇잎 모양으로 된 뼈로 앞아래부위에 큰뒤통수뼈구멍(대후두공)이 있고 이의 뒤위부분에 뒤통수뼈비늘(후두린)이 있으며 그 가쪽부위(외측부)에는 뒤통수뼈관절융기(후두과)가 있다.

4) **관자뼈**(측두골 Temporal bone)

머리뼈 가쪽면 중앙에 자리하며 이의 가쪽면 약간 아래에 바깥귀길(외이도)이 있으며 그 위에 비늘부위(인부), 아래

부위에 바위부위(암양부)가 있고 그 안쪽에는 척추몸통(추체)으로 되어 있다. 바깥귀길(외이도)의 주위를 고실부위(고실부)라고 한다.

### 5) 나비뼈(접형골 Sphenoid bone)

나비모양으로 머리뼈바닥(두개저)에 위치하고 중앙부의 몸통(체)과 왼쪽과 오른쪽으로 돌출한 1쌍의 큰날개(대익)와 작은날개(소익)가 있다. 아래부위로는 한 쌍의 날개돌기(익상돌기)가 돌출해 있는데 그 끝이 갈라져 가쪽(외측) 및 안쪽(내측) 날개돌기(익상돌기)를 이룬다. 나비뼈(접형골)의 안장(터어키안 Sella turcica)안에 뇌하수체가 수용되어 있다.

### 6) 벌집뼈(사골 Ethmoid bone)

코안(비강)의 천장을 이루며 나비뼈(접형골)의 앞쪽이마뼈(전두골)의 뒤아래부분(후하방)에 있다. 이것은 벌집체판(사판 cribriform plate), 수직판 및 벌집뼈굴(사골동)의 3부로 구분된다. 벌집체판(사판) 위로 볏돌기(계관)가 돋아 있는데 뇌수막이 붙는 곳이다.

### 7) 위턱뼈(상악골 Maxilla)

위턱부위(상악부)를 차지하는 뼈로 몸체, 이마돌기(전두돌기), 광대돌기(협골돌기), 이틀돌기(치조돌기), 입천장돌기(구개돌기)의 5부로 나뉜다. 몸통(체)부 중앙에는 위턱뼈굴(상악동 maxillary sinus)이라는 커다란 빈공간(공동)이 있다.

### 8) 아래턱뼈(하악골 Mandible)

아래턱부위(하악부)를 차지하는 말굽모양의 뼈로 아래턱(하악)의 지주를 이룬다. 아래턱가지(하악지) 윗면(상면)에는 근돌기(coronoid process)와 관절돌기(condylar process)라는 두개의 돌기가 있는데 근돌기는 씹기근(저작근)의 부착부가 되며 관절돌기는 관자뼈(측두골)의 아래턱오목(하악와)과 관절하여 턱관절(악관절)을 이룬다.

## 04 척주(Vertebral column)

- 척추(Vertebra)
  - 32~35개의 척추뼈와 척추뼈사이의 원반으로 구성되어 있다.
  - 목뼈(경추), 등뼈(흉추), 허리뼈(요추), 엉치뼈(천추), 꼬리뼈(미추)로 구성되어 있다.
  - 척추 사이의 구멍은 척수와 혈관이 통과한다.
  - 제 7목뼈(경추)를 융추라고도 한다.
- 태아의 척주는 5가지의 형태로 분류되는 33개의 척추뼈(추골)로 이루어지며 성인의 경우는 엉치뼈(천추)와 꼬리뼈(미추)는 융합되어 1개의 엉치뼈(천골)와 1개의 꼬리뼈(미골)로 된다. 그래서 성인의 척주는 26개의 척추뼈(추골)로 이루어진다고 본다.
- Skeleton의 longitudinal axis로서 중추신경의 일부인 척수가 지난다.
  - 목뼈(경추 cervical vertebrae) 7개
  - 등뼈(흉추 thoracic vertebrae) 12개
  - 허리뼈(요추 lumbar vertebrae) 5개
  - 엉치뼈(천골 sacrum) 5개
  - 꼬리뼈(미골 coccyx) 4개
- 척추뼈(추골)는 척추뼈몸통(추체 vertebral body)과 척추뼈고리(추궁 vertebral arch)로 되며 그 사이에 척추뼈구멍(추공 vertebral foramen)이 있다.
  - 척추뼈고리(추궁 vertebral arch)는 1쌍의 가로돌기(횡돌기), 가시돌기(극돌기), 1쌍의 위관절돌기(상관절돌기)와 1쌍의 아래관절돌기(하관절돌기) 등 7개의 돌기가 나온다.

### 1) 목뼈(경추 Cervical vertebrae)

- 7개
- 척추뼈(추골)동맥이 통과하는 가로돌기구멍(횡돌기공 transverse foramen)이 있는 것이 특징
- 제1목뼈(경추)를 고리뼈(환추 atlas), 제2목뼈(경추)를 중쇠뼈(축추 axis), 제7목뼈(경추)를 융뼈(융추 vertebrae prominens)라 한다.
  - 제1목뼈(경추 atlas) : 위관절오목(상관절와 superior articular)이 있어 뒤통수뼈(후두골)의 뒤통수관절융기(후두과와) 관절한다.
    머리를 앞뒤로 움직이게 한다.
    척추뼈몸통(추체 vertebral body)이 없다.
    머리뼈(두개골)를 고정 : 위관절융기(상관절와 superior articular facet of atlas)
  - 제2목뼈(경추 axis) : 윗부분(상방)으로 치아돌기(dens)가 돌출하고 있다.

- 제5목뼈(경추) : 목뼈(경추)에 대한 신체검진 시 가장 쉽게 촉지되며 척추뼈(추골)의 높이를 측정하는데 기준이 되는 목뼈(경추).
- 제7목뼈(경추 vertebrae prominens) : 가시돌기(극돌기)가 이분되지 않고 장대하여 목덜미에서 촉지된다.

### 2) 등뼈(흉추 Thoracic vertebrae)

- 12개
- 늑골과 2곳에서 관절
  - 갈비뼈면(늑골와 costal facet) : 척추뼈몸통(추체)의 바깥쪽에서 갈비뼈머리(늑골두)와 관절
  - 가로돌기갈비뼈면(횡돌늑골와 transverse costal facet) : 갈비뼈(늑골)결절과 관절
- 제8등뼈(흉추)가 가장 발달

### 3) 허리뼈(요추 Lumbar vertebrae)

- 5개
- 가로돌기구멍(횡돌기공)이나 갈비뼈면(늑골와)이 없어 목뼈(경추), 등뼈(흉추)등과 쉽게 구별된다.
- 허리뼈(요추)에서 가로돌기(횡돌기)를 갈비뼈(늑골)돌기라 하고 덧돌기(부돌기)와 젖꼭지돌기(유두돌기)를 갖고 있는 것이 특징이다.
- 다른 척추뼈(추골)에 비해 크고 무겁다.

### 4) 엉치뼈(천골 Sacrum)

- 5개
- 5개의 엉치뼈(천추 sacral vertebrae)가 청년기까지 연골결합을 하고 있으나 성인이 되어 하나로 융합
- 뒷면에는 가시돌기(극돌기)가 유합한 정중엉치뼈능선(정중천골능), 관절돌기가 유합한 중간엉치뼈능선(중간천골능), 가로돌기(횡돌기)가 유합한 가쪽엉치뼈능선(외측천골능)이라는 3종 5선의 세로 융기가 있다.
- 내부에는 척추뼈구멍(추공)이 연결된 엉치뼈관(천골관 sacral canal)이 있고 관의 앞면과 뒷면에 각각 4쌍의 앞엉치뼈구멍(전천골공 anterior sacral foramen)과 뒤엉치뼈구멍(후천골공 posterior sacral foramen)이 밖으로 개구하고 있어 엉치신경(천수신경)의 앞가지(전지)와 뒤가지(후지)가 나오게 된다.

### 5) 꼬리뼈(미골 Coccyx)

- 4개
- 4개의 꼬리뼈(미추)가 융합하여 성인에서는 1개의 꼬리뼈(미골)가 된다.

## 05 척주의 개요(Vertebral column as a whole)

- 성인의 경우 71~75cm 정도 크기이며 척추뼈(추골 vertebrae)와 척추사이원반(추간원판 intervertebral disc)으로 구성된다.

### 1) 척주의 굽이(만곡)(Curvature of the vertebral column)

- 1차 굽이(primary curve) : 태아(fetus)에 있어서 등(흉부), 엉치(천부)굽이
- 2차 굽이(secondary curve) : 체중을 지탱하면서부터 즉, 생후 3개월이 지나면서부터 목굽이(경부만곡)가 일어나며 생후 18개월 이후에는 허리굽이(요부만곡)가 일어난다.

### 2) 척추관(Vertebral canal)

척추뼈(추골)의 결합으로 척추뼈구멍(추공)이 연결된 기관이며 척수(cerebral fluid)를 수용하고 있다.

### 3) 척추사이구멍(추간공 Intervertebral foramen)

척추뼈고리(추골궁) 근부 사이에 있는 29쌍의 구멍으로 척추 신경의 통로이다.

### 4) 척추이상

- 척추의 정상적인 굽이(만곡)외에 병적으로 굽어진 상태
  - 척추옆굽음증(측굴 scoliosis) : 옆으로 구부러진 상태
  - 척추뒤굽음증(후굴 kyphosis) : 뒤로 구부러진 상태
  - 척추앞굽음증(전굴 lordosis) : 앞으로 구부러진 상태
  - 척추갈림증(척추이분증 spina bifida) : 척추가 분리된 상태

## 06 가슴우리(흉곽 Thorax)

- 등뼈(흉추) 12개, 갈비뼈(늑골) 12쌍, 1개의 복장뼈(흉골 sternum)로 구성된 basket(바구니)모양이며 호흡곤란을 호소하는 만성폐색성 폐질환 환자는 술통 모양의 가슴(흉부)을 보인다.

- 내용물 : 심장, 허파(폐 lung), 큰 혈관

**1) 복장뼈(흉골 Sternum)**

- 복장뼈자루(흉골병 manubrium)
- 복장뼈몸통(흉골체 body)
- 칼돌기(검상돌기 xiphoid process)
- 빗장뼈패임(쇄골절흔 clavicular notch)
- 갈비뼈패임(늑골절흔 costal notch)
- 복장뼈각(흉골각 sternal angle)

**2) 갈비뼈(늑골 Ribs)**

- 복장뼈(흉골 sternum)와 등뼈(흉추 thoracic vertebrae)를 잇는 12쌍의 뼈로 뒷부분의 갈비뼈경골(늑경골 costal bone)과 갈비뼈연골(늑연골 costal cartilage)로 이루어진다. 갈비뼈(늑골)는 갈비뼈머리(늑골두 head), 갈비뼈목(늑골경 neck), 몸통(체 body)으로 구별한다.
  - 참갈비뼈(진늑골 1~7번, true rib) : 위의 7쌍으로서 갈비연골(늑연골)이 직접 복장뼈(흉골)와 관절한다.
  - 거짓갈비뼈(가늑골 8~10번, false rib) : 갈비연골(늑연골)이 직접 복장뼈(흉골)와 관절하지 않고 제7갈비연골에 계속 이어진다.
  - 갈비뼈(늑골) 중 가장 긴 것은 제8갈비뼈(늑골)이다.
  - 뜬갈비뼈(부유늑골 11~12번, floating rib) : 갈비뼈(늑골) 앞쪽 끝이 관절하지 않고 떠 있다.

**3) 갈비연골(늑연골 Costal cartilage)**

유리연골(초자연골)로 이루어져 있고 앞쪽에서 갈비뼈(늑골)와 연결되어 가슴우리(흉곽)를 튼튼하게 하고 동시에 연골이기 때문에 잘 구부러져 호흡할 때 가슴우리(흉곽)를 늘어나게 할 수 있다.

## 07 팔다리뼈대(사지골격 Appendicular skeleton)

**1) 팔뼈(상지골 Upper limb)**

- 부위
  - 팔이음뼈(상지대 shoulder girdle)
    - * 빗장뼈(쇄골 clavicle) 2개
    - * 어깨뼈(견갑골 scapula) 2개
  - 팔(arm)
    - * 위팔(상완 upper arm) : 위팔뼈(상완골 humerus) 2개
    - * 아래팔(전완 forearm) : 자뼈(척골 ulna) 2개<br>노뼈(요골 radius) 2개
    - * 손목뼈(수근골) carpal bone) : 손배뼈(주상골), 반달뼈(월상골), 세모뼈(삼각골), 콩알뼈(두상골), 큰마름뼈(대능형골), 작은마름뼈(소능형골), 알머리뼈(유두골), 갈고리뼈(유구골) 등 16개
  - 손(hand)
    - * 손허리뼈(중수골) metacarpal bone) : 10개
    - * 손가락뼈(지골 phalanges) : 첫마디뼈(기절골), 중간마디뼈(중절골), 끝마디뼈(말절골) 등 28개

(1) 빗장뼈(쇄골 clavicle)

- 복장뼈(흉골)와 어깨뼈(견갑골) 사이 연결, 인체에서 가장 먼저 골화
- 복장뼈끝(흉골단 sternal end) : 안쪽끝(내측단)으로 복장뼈(흉골)변과 관절
- 어깨봉우리끝(견봉단 acromial end) : 가쪽끝(외측단) 어깨뼈(scapula)의 봉우리와 관절

(2) 어깨뼈(견갑골 scapula)

- 역 삼각형의 납작뼈(편평골)로 등의 위가쪽(상외측), 가슴우리(흉곽) 뒤벽(후벽) 제2~7갈비뼈(늑골) 사이에 위치
- 2개의 면
  - 아래면(저면, 갈비뼈면) : 오목하고 가슴(흉)벽 쪽을 향하며 크고 얕은 함몰부를 형성하는데 이를 어깨밑오목(견갑하와 subscapular fossa)이라 한다.
  - 뒤면(등쪽면) : 불룩하고 어깨가시(견갑극 scapular spine)에 의해 위아래(상하) 두 부분으로 나뉘는데 어깨가시(견갑극) 위쪽은 작고 얕은 함몰부로 가시위오목(극상와 supraspinatus fossa)이라 하고 아래쪽은 크고 깊은 함몰부로 가시아래오목(극하와 infraspinatus fossa)이라 한다.
- 3개의 모서리(연)
  - 위모서리(상연 superior border)
  - 안쪽모서리(내측연 medial border)
  - 가쪽모서리(외측연 lateral border)
- 3개의 각

- 위각(상각 superior angle)
- 아래각(하각 inferior angle) : 어깨뼈(견갑골)를 바깥쪽이나 위쪽으로 돌렸을 때 쉽게 촉지된다.
- 가쪽각(외측각 lateral angle) : 작고 얕은 함몰부가 있는데 이를 관절오목(관절와 glenoid fossa)이라 한다.

• 등쪽면(배측면 dorsal surface)
- 어깨가시(견갑극 scapular spine)에 의해 가시위오목(극상와 supraspinatus fossa)과 가시아래오목(극하와 infraspinatus fossa)으로 나누어진다.
- 어깨가시(견갑극)의 가쪽끝(외측단)은 크고 넓적하여 봉우리(견봉 acromion)
- 가쪽각(외측각)은 타원형의 얕은 면을 이루며 관절강(glenoid cavity)
- 위관절 결절(supraglenoid tubercle) : 관절오목 위에 융기된 부분
- 아래관절 결절(infraglenoid tubercle) : 관절오목 아래 두드러진 부분
- 부리돌기(오훼돌기 coracoid process) : 근육 인대 부착

• 갈비뼈면(늑골면 costal surface)
• 어깨뼈아래오목(견갑하와 subscapular fossa)

(3) 위팔뼈(상완골 humerus)

• 위팔(상완 arm)을 이루고 있는 뼈로 팔(상지)에서 가장 길고 큰 뼈이다.
• 어깨관절(articulatio humeri)은 관절머리와 관절오목이 모두 반구상으로 운동이 자유롭고 다축성 운동을 할 수 있다.
• 위끝(상단 upper end)
- 위팔뼈머리(상완골두 head) : 어깨뼈(견갑골)의 관절 안과 어깨관절(견관절)
- 해부 목(anatomical neck) : 위팔머리(상완골두)와 결절사이의 잘룩한 부분
- 큰결절과 작은결절(greater tubercle, lesser tubercle) : 위팔뼈머리(상완골두) 바로 밑에 두 개의 둥근 돌기
- 외과 목 : 큰결절과 작은 결절 아래에 위치

• 아래단(lower end)
- 2개의 관절면
- 위팔뼈작은머리(상완골소두 capitulum) : 바깥에 있으며 노뼈(요골)와 관절
- 위팔도르래(상완 활자 trochlea) : 안쪽에 있으며 자뼈(척골)와 관절
- 가쪽위관절융기(외측상과 lat. epicondyle) : 작은머리(소두 capitulum) 위의 돌기
- 안쪽위관절융기(내측상과 med. epicondyle) : 도르래(활차 trochlea) 위의 돌기

• 위팔뼈(상완골)의 몸통 골절시는 노뼈(요골) 신경마비를 초래할 수 있다.

(4) 자뼈(척골 ulna)

• 아래팔(전완)의 안쪽에 위치하며 가늘고 길며 몸쪽끝(근위단)이 큰 뼈이다.
• 팔꿈치머리(주두 olecranon)
- 자뼈몸통(척골체 body)에서 위쪽(상방)으로 돌출한 새 주둥이 모양

• 갈고리돌기(구상돌기 coronoid process)
• 도르래패임(활차절흔 trochlear notch)
- 반달모양의 굽은 면으로 위팔뼈도르래(상완골활차)와 관절

• 노패임(요골절흔 radial notch)
- 갈고리돌기(구상돌기) 가쪽에 있는 노뼈머리(요골두)와 관절하는 반월상의 오목한 면

• 붓돌기(경상돌기 styloid process)
- 자뼈(척골)의 몸쪽끝(근위단)에 있으며 뒤면을 따라 안쪽아래(내하방)로 뻗은 돌출부

• 자뼈머리(척골두 head)
- 노뼈(요골)의 자뼈패임(척골절흔)과 관절

(5) 노뼈(요골 radius)

• 자뼈(척골)의 가쪽(외측)에 평행, 노뼈아래끝(요골하단) 부위에서 맥박(puls) 측정
• 노뼈몸통(요골체)은 손목쪽으로 갈수록 점점 굵어지고 3개의 면과 연을 가지며 자뼈(척골)와 마주보는 날카로운 뼈사이모서리(골간연)는 뼈사이막(골간막)의 부착부위가 된다.
• 노뼈머리(요골두 head) : 몸쪽끝(근위단)에 있는 원판모양, 둘레의 관절면은 자뼈(척골)의 노뼈패임(요골절흔)과 관절

• 노뼈머리오목(요골두와 fovea of head of radius) : 위팔뼈작은머리(상완골소두 capitulum)의 관절
• 자뼈패임(척골절흔 ulnar notch) : 안쪽면(내측면)에서 자뼈머리(척골두)와 관절

(6) 손목뼈(수근골 carpal bones)
• 손목에 있는 짧은 뼈(단골) : 8개
• 몸쪽손목뼈(근위수근골)
  – 손배뼈(주상골 scaphoid bone) : 배 모양
  – 반달뼈(월상골 lunate bone) : 반달 모양
  – 세모뼈(삼각골 triangular bone) : 삼각 모양
  – 콩알뼈(두상골 pisiform bone) : 완두콩 모양
• 먼쪽손목뼈(원위수근골)
  – 큰마름뼈(대능형골 trapezium bone) : 사다리꼴 모양
  – 작음마름뼈(소능형골 trapezoid bone) : 작은 사다리꼴 모양
  – 알머리뼈(유두골 capitate bone) : 작은 머리 모양
  – 갈고리뼈(유구골 hamate bone) : 작은 갈고리 모양

(7) 손허리뼈(중수골 metacarpal bone)
• 손바닥을 이루는 5개의 뼈
• 제1손허리뼈(중수골) : 가장 굵다.
• 제2손허리뼈(중수골) : 가장 길다.

(8) 손가락뼈(수지골 phalanges)
• 28개로서 엄지손가락(무지)은 2개, 나머지는 3개로 되어 있다.
• 첫마디뼈(기절골 proximal phalanx)
• 중간마디뼈(중절골 middle phalanx) : 엄지손가락에는 없다.
• 끝마디뼈(말절골 distal phalanx)
• 운동경기 중 삠(염좌)이 흔히 일어날 수 있는 관절이다.

**2) 다리뼈(하지골 Lower limb)**
• 다리이음뼈(하지대 pelvic girdle) : 볼기뼈(관골 hip bone), 골반(pelvis)
• 다리(leg)
  – 넙다리(대퇴 thigh) : 넙다리뼈(대퇴골 femur)
  – 아래다리(하퇴 lower leg) : 무릎뼈(슬개골 patella)
    정강뼈(경골 tibia)
    종아리뼈(비골 fibula)
• 발(foot)
  – 발목뼈(족근골 tarsal bone)
  – 발허리뼈(중족골 metatarsal bone)
  – 발가락뼈(지골 phalanges)

(1) 볼기뼈(관골 hip bone)
• 크고 불규칙하며 중심으로부터 2개의 선풍기 날개 모양으로 펴져 있다.
• 태생시 3개의 뼈, 성인에서 하나로 통합
• 볼기뼈(관골)는 청춘기까지 엉덩뼈(장골), 두덩뼈(치골), 궁둥뼈(좌골)로 구별되고 17~18세가 되면 연골부가 결합해서 서로 융합되어 1개의 볼기뼈(관골)로 된다.
• 엉덩뼈(장골 ilium)
  – 볼기뼈절구(관골구 acetabulum)의 위쪽에 위치하며 2/5를 형성한다.
  – 부채모양으로 아랫배(하복부)의 장기보호
  – 엉덩뼈능선(장골능 iliac crest) : 엉덩뼈(장골 ilium)의 위면(상면)
  – 위아래앞엉덩뼈가시(상 · 하전장골극 superior, inferior, anterior iliac spin) : 엉덩뼈 능선(iliac crest)의 앞쪽끝에 있는 돌출구(상), 뒤쪽끝(하)
  – 엉덩뼈오목(장골와 iliac fossa) : 엉덩뼈(장골)의 날개에 해당하는 부분으로 오목한 부분
  – 귓바퀴면(이상면 auricular surface) : 엉덩뼈(장골) 내면의 위쪽으로 엉치뼈(천골)의 귓바퀴면(이상면)과 관절
  – 큰궁둥패임(대좌골 절흔 greater sciatic notch) : 엉덩뼈(장골)와 궁둥뼈(좌골)의 경계부에 깊숙히 들어간 곳
• 두덩뼈(치골 pubis)
  – 볼기뼈절구(관골구 acetabulum)의 앞아래에 위치하며 볼기뼈절구의 1/5을 형성하는 두덩뼈몸통(치골체)과 2개의 두덩뼈가지(치골지 rami)가 있다.
  – 볼기뼈(관골)의 앞부분에 위치
  – 두덩결합(치골결합) : 왼오른두덩뼈(좌우치골)의 정중선에서 만나는 곳
• 궁둥뼈(좌골 ischium)
  볼기뼈절구(관골구 acetabulum)의 뒤아래에 형성되어 있고 2/5를 형성하는 궁둥뼈몸통(좌골)과 궁둥뼈가지(좌골지 ischialramus)가 있다.

-볼기뼈(관골)의 뒤아래에 위치
-궁둥뼈결절(좌골결절 ischial tuberosity) : 크고 거치른 돌기, 앉았을 때 몸무게 지탱
-궁둥뼈가시(좌골극 ischial spine) : 결절 위에 나온 곳
- 볼기뼈절구(관골구 acetabulum) : 엉덩뼈(장골), 궁둥뼈(좌골), 두덩뼈(치골) 3개의 뼈가 서로 만나는 곳, 넙다리뼈(대퇴골)와 더불어 볼기관절(고관절) 형성
- 작은궁둥패임(소좌골 절흔 lesser sciatic notch) : 얕은 함몰부로 속음부신경과 혈관 등이 통과한다.
- 폐쇄구멍(폐쇄공 obturator foramen) : 두덩뼈(치골)와 궁둥뼈가지(좌골지)의 연으로 폐쇄신경과 혈관 등이 통과한다.

(2) 골반(pelvis)
- 엉치뼈(천골 sacrum), 꼬리뼈(미골 coccyx), 왼쪽과 오른쪽 볼기뼈(좌우 관골 hip bone)로 구성되며 분계선(terminal line, promontory arcuate line, superior margin of symphysis pubis)에 의해 거짓골반(대골반)과 참골반(소골반)으로 나뉜다.
  -거짓골반(major or false pelvis) : 엉덩뼈날개(장골익)로 구성되며 배벽의 일부를 구성, 배안(복강)의 가장 아래부위 구성
  -참골반(minor or ture pelvis) : 골반안을 이루며 분계선을 이루는 위구멍(상구 superior aperture)과 왼쪽과 오른쪽 궁둥뼈결절(좌우 좌골결절)을 이루는 아래구멍(하구 inferior aperture)으로 되어 있다.
- 방광, 일부 생식기 및 큰창자(대장)의 아래부위를 보호한다.

(3) 골반의 크기
- 앞뒤직경(전후경 anteroposterior diameter) : 곶(갑각)과 두덩결합(치골결합)과의 거리(남 100.2mm, 여 109.0mm)
- 협착골반(협골반 contracted pelvis) : 모든 경선이 1.5~2cm가량 짧은 작은 골반으로 직경이 9cm이하가 되면 분만장애가 있다.
- 가로직경(횡경 transverse diameter) : 분계선의 왼쪽과 오른쪽(좌우)을 있는 가장 넓은 거리(남 108.2mm, 여 115.8mm)
- 빗직경(사경 oblique diameter) : 엉치엉덩관절(천장관절)과 반대편의 장기 융기(남 118.5mm, 여 122mm)

(4) 넙다리뼈(대퇴골 femur)
- 인체에서 가장 길고 강한 뼈
  -위 : hip joint
  -아래 : knee joint
- 위끝(상단 upper end)
  -넙다리뼈머리(대퇴골두 head) : 넙다리뼈머리오목(대퇴골두와 fovea capitis femoris)과 넙다리뼈인대(대퇴골인대 ligament capits femoris)가 부착
  -넙다리뼈목(대퇴골경 neck)
  -큰돌기(대전자 greater trochanter) : 넙다리뼈(대퇴골)위쪽 부분으로 외측상방에 위치
  -작은돌기(소전자 lesser trochanter) : 넙다리뼈(대퇴골) 내측후방에 위치
- 몸통(몸체 body)
  -거친선(조선 linea aspera) : 넙다리뼈몸통(대퇴골체)의 뒤면(후면) 가운데서 둘로 갈라져 안가쪽(내외측 융기 medial & lateral supeacondylar ridyes)이 된다.
  -볼기결절(둔근조면 gluteal tuberosity) : 거친선(조선)의 위부분(상방)으로 큰돌기(대전자 greater trochanter)까지 뻗음
- 아래끝(하단 lower end)
  -왼쪽과 오른쪽(좌우) 2개의 큰 뼈의 돌출부
  -안쪽관절융기(내측과 medial condyle)
  -가쪽관절융기(외측과 lateral condyle)
  -두 관절융기(과)의 사이에
    * 앞면 : 무릎면(슬개면 pateller surface)
    * 뒷면 : 융기사이오목(과간와 inter condyle fossa)
  -가쪽관절위융기 (외측상과 lateral epicondyle), 안쪽관절위융기 (내측상과 medial epicondyle) — 근육과 인대부착

(5) 무릎뼈(슬개골 patella)
- 큰 종자뼈(sesamoid)로 넙다리세갈래근(대퇴사두근)의 힘줄(건 tendon)안에서 발달하여 무릎관절(슬관절 knee joint) 교차를 하는 곳에 있다.
- 역삼각형으로 표재성이므로 골절이 잘된다.

(6) 정강뼈(경골 tibia)

- 아래다리(하퇴)를 이루는 뼈
- 안쪽관절융기(내측과 medial condyle)
- 가쪽관절융기(외측과 lateral condyle)
- 관절융기사이융기(과간융기 intercondylar eminence) : 인대부착
- 정강뼈결절(경골조면 tuberosity of tibia) : 인대부착, 근육부착
- 안쪽복사(내과 medial malleolus) : 발목관절(거퇴관절)형성
- 종아리뼈패임(비골절흔 fibular notch) : 종아리뼈아래끝(비골하단)과 결합
- 정강뼈몸통(경골체) : 삼각형이고 3개의 모서리(연)와 3개의 면으로 되어 있는데 정강뼈(경골)의 앞모서리(전연)는 날카롭고 표재성이므로 쉽게 타박상을 입는다.
- 낙상으로 정강뼈(경골)가 과다하게 앞쪽으로 돌출되면 앞십자인대의 손상을 일으킬 수 있다.

(7) 종아리뼈(비골 fibula)

- 매우 가느다랗고 아래다리부위(하퇴부) 가쪽(외측)에 위치한다.
- 팔(상지)의 자뼈(척골)에 해당하며 넙다리뼈(대퇴골)와는 관절하지 않고 체중을 받지 않는다.
- 종아리뼈(비골)의 몸끝(근위단)은 둔한 피라미드 모양의 종아리뼈머리(비골두)를 형성하며 근육 부착부위로 작용한다.
- 종아리뼈몸통(비골체)은 가늘고 약간 틀어진 날카로운 삼각형으로 정강뼈(경골)처럼 3모서리와 3면이 있다.

(8) 발뼈(족근골 tarsal bone)

- 발목을 이루는 7개의 뼈
- 몸쪽발목뼈(근위족근골)
  - 목말뼈(거골 talus) : L자 모양으로 발목관절의 구성에 관여한다.
  - 발꿈치뼈(종골 calcaneus) : 긴 타원형의 뼈로 발뒤축의 융기를 형성하고 목말뼈(거골)를 지지한다.
  - 발배뼈(주상골 navicular bone) : 발의 내측에 있고 목말뼈(거골)의 앞끝(전단)과 관절한다.
- 먼쪽발목뼈(원위족근골)
  - 제1 쐐기뼈(설상골 1st cuneiform bone)
  - 제2 쐐기뼈(설상골 2nd cuneiform bone)
  - 제3 쐐기뼈(설상골 3rd cuneiform bone)
  - 입방뼈(입방골 cuboid bone)

(9) 발바닥활(족척궁 arches of foot)

- 안쪽세로활(내측종족척궁 medial longitudinal arch)
  - 목말뼈(talus), 발배뼈(navicular bone), 1-3 쐐기뼈(cuneiform bone), 1-3 발허리뼈(metatarsal bone)
- 가쪽세로활(외측종족척궁 lateral longitudinal arch)
  - 발꿈치뼈(calcaneus), 입방뼈(cuboid bone), 4-5 발허리뼈(metatarsal bone)
- 가로활(횡족척궁 transverse arch)
  - 1-3 쐐기뼈(cuneiform bone), 입방뼈(cuboid bone)
- 평발(편평족 flat foot)
  - 종족궁(longitudinal arch)이 없는 발

## 08 관절(Articular)

- 2개 이상의 뼈가 기능적으로 서로 연결되어 있는 것.
- 각각의 골이 연결되어 관절을 이루는데 관절을 연결하는 재료에 따라서, 관절의 운동에 따라서 분류할 수 있다.

### 1) 섬유성 관절(Fibrous joint)

- 부동관절(synarthrosis)
- 뼈들이 섬유결합조직에 의해 단단히 연결된 관절로 뼈끝(골단) 사이에는 거의 다른 물질이 없고 거의 움직일 수 없다.
- 봉합(suture)과 인대결합(syndesmosis) 등이 있다.

### 2) 연골성 관절(Cartilaginous joint)

- 반(半)관절(amphiarthrosis)
- 뼈가 연골에 의해 연결되며 기능적으로 섬유관절(부동관절)이다.
- 연골결합(synchondrosis)과 섬유연골결합(symphysis)의 두 가지 형태가 있다.

### 3) 윤활관절(활막성 관절 Synovial joint)

- 움직관절(가동관절 diarthrosis)
- 인체 대부분의 관절이 이에 속하고 자유롭게 움직일 수

있다.

- 관절연골(articular cartilage), 관절주머니(관절낭 articular capsule), 윤활막(활막 synovial membrane) 그리고 윤활액(활액 synovial fluid)으로 구성된다.

### 4) 몸통(체간)의 관절(Joint of trunk)

(1) 턱관절(악관절 temporomandibular joint)

- 아래턱뼈(하악골)의 관절돌기(condylar process)와 관자뼈(측두골)의 아래턱오목(하악와 mandibular fossa)이 이루는 평면 및 타원관절(과상관절)로 관절원반(aticular disk)이 보강하고 있다.
- 가끔 관절돌기가 아래턱오목(하악와)을 벗어나 앞(전방)으로 이동하는 탈구가 일어난다.

(2) 척추사이원반(추간원판 intervertebral disc)
각 척추뼈몸통(추체) 사이로 섬유결합을 하며 굽힘(굴곡), 폄(신전), 젖힘(과신전), 돌림(회전)운동을 한다.

(3) 척추뼈고리(추궁 vertebral arches) 관절
위아래(상하)의 관절돌기 사이로 굽힘(굴곡), 폄(신전), 젖힘(과신전), 돌림(회전)운동을 한다.

(4) 고리뒤통수관절(환추후두관절 atlantooccipital)
뒤통수뼈(후두골) 뒤통수관절융기(후두과)와 고리뼈(환추) 사이로 굽힘(굴곡), 폄(신전)운동을 한다.

(5) 고리중쇠관절(환축관절 atlantoaxial)
중쇠관절(차축관절)로 회전운동을 한다.

### 5) 팔(상지)의 관절(Joint of upper limb)

(1) 어깨관절(견관절 shoulder joint)

- 어깨뼈(견갑골 Scapula)+위팔뼈(상단골 Humerus) 인체의 관절 중 가장 운동범위가 넓다.
- 절구관절(구상관절)로 올림(상승), 내림(하강), 모음(내전), 벌림(외전), 안가쪽돌림(내외측회전), 휘돌림(원회전) 등을 할 수 있다.

(2) 팔꿈치관절(주관절 elbow joint)

- 위팔자뼈관절(완척관절 humeroulnar joint)+위팔노뼈관절(완요관절 humeroradial joint)
- 굽힘(굴곡), 폄(신전)운동을 한다.
- 경첩관절(접번관절)

(3) 복장빗장뼈관절(흉쇄관절 sternoclavicular joint)
Sternum+clavicle로 경첩관절이며 올림(상승), 내림(하강), 전진, 후퇴, 돌림(회전) 등의 운동을 한다.

(4) 봉우리빗장관절(견봉쇄골관절 acromioclavicular joint)
Scapula + clavicle로 약간의 운동성이 있다.

(5) 노자관절(요척관절 radioulnar joint)
Radius + ulna로 엎침(회내), 뒤침(회외)운동을 한다.

(6) 손목(노손목)관절(수근관절 wrist joint or Radiocarpal joint)
ulna+Radius+carpal bone으로 굽힘(굴곡), 폄(신전), 안쪽벌림(내외전), 약간의 운동성이 있다.

### 6) 다리 관절(하지의 관절 Joint of lower limb)

(1) 엉덩관절(고관절 hip joint)

- 견고하고 운동범위가 넓다. 볼기뼈(Hip bone) + 넙다리(Femur).
- 굽힘(굴곡), 폄(신전), 안쪽벌림(내외전), 안가쪽돌림(내외측 회전), 순환(원회전) 등의 운동성이 있다.

(2) 무릎관절(슬관절 knee joint)

- 넙다리(Femur) + 정강뼈(Tibia) + 무릎뼈(Patella)로 구성되고 두 개의 십자인대가 있다.
- 굽힘(굴곡), 폄(신전), 회전 등의 운동이 가능하고 체중 지탱의 지렛대 역할을 한다.
- 경첩관절(접번관절 hinge joint)

(3) 정강종아리관절(경비관절 tibiofibular joint)

- 정강뼈(Tibia) + 종아리뼈(Fibula)로 약간의 운동성이 있다.

(4) 발목관절(거퇴관절 ankle joint)

- 정강뼈(경골 tibia)+종아리뼈(비골 fibula)+발뼈(거골 Tarsal bone)로 구성되어 있으며 등쪽굽힘(배측굴곡), 발바닥쪽굽힘(장측굴곡)이 가능하다.
- 접번관절

(5) 발목사이관절(족근간관절 intertasal joint)

- 발목뼈(족근골) 사이로 약간의 운동성이 있다.

## 핵심문제

### 0001

목(경부)의 부위로 옳은 것은?

**보기**

가. 턱밑삼각(악하삼각)　　나. 목뿔부위(설골부)
다. 목덜미부위(항부)　　라. 빗장뼈부위(쇄골부)

① 가, 나, 다　② 가, 다　③ 나, 라　④ 라　⑤ 가, 나, 다, 라

✣ 문헌 정영태 외, 인체해부생리학, 청구문화사, 2004, p.24

### 0002

가슴부(흉부)의 부위로 옳은 것은?

**보기**

가. 턱밑삼각(악하삼각)　　나. 빗장뼈부위(쇄골부)
다. 배꼽부위(제부)　　라. 겨드랑부위(액와부)

① 가, 나, 다　② 가, 다　③ 나, 라　④ 라　⑤ 가, 나, 다, 라

✣ 문헌 정영태 외, 인체해부생리학, 청구문화사, 2004, p.26

### 0003

등부위(배부 back)의 부위로 옳은 것은?

**보기**

가. 척주부위(척주부)　　나. 어깨뼈부위(견갑부)
다. 어깨뼈아래부위(견갑하부)　　라. 옆구리부위(요부)

① 가, 나, 다　② 가, 다　③ 나, 라　④ 라　⑤ 가, 나, 다, 라

✣ 문헌 정영태 외, 인체해부생리학, 청구문화사, 2004, p.28

### 0004

발부위(족부)를 구성하는 것으로 옳은 것은?

**보기**

가. 발목부위(족근부)　　나. 발허리부위(중족부)
다. 발가락(족지)　　라. 바깥복사뼈(외과)

① 가, 나, 다　② 가, 다　③ 나, 라　④ 라　⑤ 가, 나, 다, 라

✣ 문헌 정영태 외, 인체해부생리학, 청구문화사, 2004, p.31

## 해설

**0001**

- 턱밑삼각(악하삼각, submandibular triangle) : 턱뼈(하악)저 아래의 좌우에 삼각형으로 패인 앞목(전경부)
- 목뿔부위(설골부, hyoid region) : 혀의 바닥부(기저부)에 있는 말발굽모양의 작은 뼈가 있는 앞목(전경부)
- 목덜미부위(항부, nuchal region) : 뒤통수부위(후두부) 아래의 중앙부 전역
- 빗장뼈부위(쇄골부, clavicular region) : 가슴위쪽 좌우에 있는 가슴부(흉부)의 부위

**0002**

- 턱밑삼각(악하삼각, submandibular triangle) : 턱뼈(하악)저 아래의 좌우에 삼각형으로 패인 앞목(전경부).
- 빗장뼈부위(쇄골부, clavicular region) : 가슴위쪽 좌우에 있는 가슴부(흉부)의 부위.
- 배꼽부위(제부, umbilical region) : 배꼽주변의 배부위(복부).
- 겨드랑부위(액와부, axillary region) : 앞방향(전방)은 큰가슴근(대흉근), 뒷방향(후방)은 넓은등근(광배근)의 가장자리로 둘러싸인 함몰부위.

**0003**

- 척주부위(척주부 vertebral region) : 뒤목부위(목덜미)에서 허리부위(요부)까지 이르는 척추부위.
- 어깨뼈부위(견갑부, scapular region) : 어깨뼈(견갑골)에 해당하는 부위.
- 어깨뼈아래부위(견갑하부, infrascapular region) : 어깨뼈(견갑골) 아랫방향(하방) 부위.
- 옆구리부위(요부, lumbar region) : 맨아래(최하위)의 갈비뼈(늑골)와 엉덩뼈능선(장골능)으로 에워싸인 볼기(둔부) 윗방향(상방) 부위.

**0004**

- 발목부위(족근부, ankle) : 다리와 발이 이어지는 관절부위.
- 발허리부위(중족부, metatarsus) : 발목과 발가락 사이의 부분으로서 발근육과 발가락뼈에 이르는 다섯 개의 긴 발허리뼈로 구성된다.
- 발가락(족지, toes) : 발 앞쪽의 갈라진 부분.
- 바깥복사뼈(외과, lateral malleolus) : 발관절의 바깥쪽에 있는 돌기.

**정답**

1 ① 2 ③ 3 ⑤ 4 ①

## 핵심문제

### 0005

관절융기(과, condyle)의 해부학적 용어 설명이 옳은 것은?

① 관절하는 부위에 둥글고 원형으로 튀어나온 부위

② 뼈에서 튀어나와 있는 구조물로 근육이나 힘줄이 부착하는 부위

③ 꺼칠꺼칠한 면을 가진 부위

④ 뼈나 뼈의 경계에서 튀어나와 능선을 이루는 부위

⑤ 길이를 가진 돌출부위

✣ 문헌 박희진 외, EMT기초의학, 현문사, 2005, p.82

### 0006

절구관절(구상관절)을 이루는 관절은?

① 무릎관절(슬관절) ② 팔꿉관절(주관절) ③ 손목관절(요골수근관절)

④ 어깨관절(견관절) ⑤ 척추사이관절(추간관절)

✣ 문헌 박희진 외, EMT기초의학, 현문사, 2005, p.126

### 0007

무릎관절(슬관절)에서 볼 수 있는 관절의 형태는?

① 절구관절(구상관절) ② 돌쩌귀관절(접번관절) ③ 안장관절(안상관절)

④ 타원관절(과상관절) ⑤ 평면관절

✣ 문헌 박희진 외, EMT기초의학, 현문사, 2005, p.130

### 0008

뼈의 세포바깥 바탕질에 존재하는 섬유로 옳은 것은?

① 케라틴(keratin) ② 비멘틴(vimentin) ③ 튜불린(tubulin)

④ 콜라겐(collagen) ⑤ 라미닌(laminin)

✣ 문헌 한국해부생리학 교수협의회, 인체해부학, 현문사, 2007, p.294

## 해설

**0005**

- 결절(tubercle) : 뼈에서 튀어나와 있는 구조물로 근육이나 힘줄이 부착하는 부위
- 조면(tuberosity) : 꺼칠꺼칠한 면을 가진 부위
- 능(crest) : 뼈나 뼈의 경계에서 튀어나와 능선을 이루는 부위
- 돌기(process) : 길이를 가진 돌출부위

**0006**

- 절구관절(구상관절) : 관절두와 관절와가 모두 반구상이며 운동이 자유롭고 다축성이다. 예) 어깨관절(견관절), 엉덩관절(고관절) 등.
- 돌쩌귀관절(접번관절) : 두 관절면이 원주면과 원통면 접촉을 하는 관절. 마치 여닫이문의 돌쩌귀(접번)모양으로 한 방향으로만 운동을 할 수 있다. 예) 무릎관절(슬관절), 팔꿉관절(주관절), 발목관절(거퇴관절), 마디뼈사이관절(지절간관절) 등.
- 안장관절(안상관절) ; 두 관절면이 말 안장처럼 생긴 관절로 서로 직각방향으로 움직이는 2축성관절이다. 예) 손목손허리관절(수근중수관절) 등.
- 타원관절(과상관절) : 두 관절면이 타원상을 이루고 그 운동은 타원의 장 · 단축에 해당하는 2축성 관절. 예) 손목관절(요골수근관절) 등
- 중쇠관절(차축관절) : 관절두가 완전히 원형이며 관절와내를 차륜과 같이 1축성으로 회전운동을 하는 관절. 예) 가까운쪽 · 먼쪽노자관절(상 · 하요척관절) 등
- 평면관절 : 관절면이 평면에 가까운 상태로 약간 미끄럼운동으로 움직일 뿐이다. 예) 손목뼈사이관절(수근간관절), 척추사이관절(추간관절) 등

**0007**

- 무릎관절(슬관절)은 돌쩌귀관절(접번관절)로 굴곡, 신전 등의 운동이 가능하다.

**0008**

- 뼈의 세포바깥 바탕질에는 콜라겐(collagen)섬유가 존재한다.

**정답** 5 ① 6 ④ 7 ② 8 ④

## 0009

몸통 뼈대를 이루는 뼈로 옳은 것은?

보기
가. 머리뼈(두개돌)　　나. 복장뼈(흉골)　　다. 갈비뼈(늑골)　　라. 척추

① 가, 나, 다　② 가, 다　③ 나, 라　④ 라　⑤ 가, 나, 다, 라

✣ 문헌 이영돈 외, 해부생리학, 라이프사이언스, 2007, p.103

## 0010

머리뼈(두개골)에 속하는 뼈로 옳은 것은?

보기
가. 나비뼈(접형골)　　나. 벌집뼈(사골)　　다. 광대뼈(권골)　　라. 콩알뼈(두상골)

① 가, 나, 다　② 가, 다　③ 나, 라　④ 라　⑤ 가, 나, 다, 라

✣ 문헌 정영태 외, 인체해부생리학, 청구문화사, 2004, p.97

## 0011

골격의 기능으로 옳은 것은?

보기
가. 지지작용　　나. 보호작용　　다. 조혈작용　　라. 호르몬 생산

① 가, 나, 다　② 가, 다　③ 나, 라　④ 라　⑤ 가, 나, 다, 라

✣ 문헌 박희진 외, EMT기초의학, 2005, 현문사, p.81

## 0012

상지관절에 속하는 것으로 옳은 것은?

보기
가. 복장빗장관절(흉쇄관절)　　나. 봉우리빗장관절(견쇄관절)
다. 팔꿉관절(주관절)　　라. 엉덩관절(고관절)

① 가, 나, 다　② 가, 다　③ 나, 라　④ 라　⑤ 가, 나, 다, 라

✣ 문헌 강기선 외, 인체해부학, 고문사, 1996, p.112

### 해설

**0009**
- 몸통 뼈대 : 머리뼈(두개골), 복장뼈(흉골), 갈비뼈(늑골), 척추

**0010**
- 콩알뼈(pisiform bone, 두상골)는 몸쪽 손목뼈로 세모뼈 손바닥쪽에서 이 뼈와 관절을 이루며 위팔뼈(상지골)에 속한다.

**0011**
- 무기물의 저장 기능도 있다.

**0012**
- 상지관절 : 복장빗장관절(흉쇄관절), 봉우리빗장관절(견쇄관절), 어깨관절(견관절), 팔꿉관절(주관절), (먼쪽노자관절)하요척관절, (손목관절)요골수근관절, 손목뼈사이관절(수근간관절), 손목손허리관절(수근중수관절), 손허리손가락관절(중수지절관절) 등이 있다.

정답　9 ⑤　10 ①　11 ①　12 ①

## 핵심문제

### 0013

위팔뼈(상지골)에 속하는 뼈로 옳은 것은?

**보기**

가. 빗장뼈(쇄골)　　나. 어깨뼈(견갑골)　　다. 노뼈(요골)　　라. 자뼈(척골)

① 가, 나, 다　② 가, 다　③ 나, 라　④ 라　⑤ 가, 나, 다, 라

✣ **문헌** 정영태 외, 인체해부생리학, 청구문화사, 2004, p.122

### 0014

뼈에 관한 설명으로 옳은 것은?

**보기**

가. 박판(라멜라, lamellae)층으로 형성되어 있다.
나. 뼈모세포(조골세포)는 골소강 사이에 끼어 있다.
다. 하버스계(Haversian system)가 있다.
라. 뼈모세관을 통해 영양을 공급받는다.

① 가, 나, 다　② 가, 다　③ 나, 라　④ 라　⑤ 가, 나, 다, 라

✣ **문헌** 박인국, 생리학, 라이프사이언스, 2003, p.11

### 0015

얼굴뼈(안면골)에 속하는 뼈로 옳은 것은?

**보기**

가. 코뼈(비골)　　나. 눈물뼈(누골)　　다. 입천장뼈(구개골)　　라. 보습뼈(서골)

① 가, 나, 다　② 가, 다　③ 나, 라　④ 라　⑤ 가, 나, 다, 라

✣ **문헌** 정영태 외, 인체해부생리학, 청구문화사, 2004, p.97

### 0016

골격근의 해부학적 구조이다. 외부에서 내부의 순서로 올바른 것은?

**보기**

가. 근섬유속　　나. 근섬유　　다. 근원섬유　　라. 필라멘트

① 가 → 나 → 다 → 라　② 가 → 나 → 라 → 다　③ 나 → 가 → 다 → 라
④ 나 → 가 → 라 → 다　⑤ 다 → 가 → 나 → 라

✣ **문헌** 신문균 외, 인체해부학, 현문사, 1993, p.164

## 해설

**0013**

- 빗장뼈(clavicle, 쇄골) : 가슴위쪽 좌우에 있는 한 쌍의 뼈.
- 어깨뼈(scapula, 견갑골) : 두 팔이 몸통에 연결되는 골격의 일부를 이루는 뼈.
- 노뼈(radius, 요골) : 아래팔의 바깥쪽에 있는 뼈.
- 자뼈(ulna, 척골) : 팔의 아랫마디에 있는 두 뼈 가운데 안쪽에 있는 뼈.

**0014**

- 하버스계(Haversian system) : 뼈조직의 원형구역으로 뼈세포의 동심성 고리와 중심 혈관 주위의 뼈층판으로 구성되어 있다.
- 영양은 세포로부터 혈관까지 뻗어있는 뼈모세관(canaliculi)을 통해 공급받는다.

**0015**

- 보습뼈(vomer, 서골) : 콧마루를 이루는 한 개의 뼈.

**0016**

- 외부로부터 근막, 골격근, 근섬유속, 근내막, 근섬유, 근원섬유, 필라멘트 순으로 구성되어 있다.

**정답** 13 ⑤　14 ⑤　15 ⑤　16 ①

## 0017

성인의 목뼈(경추) – 등뼈(흉추) – 허리뼈(요추) – 엉치뼈(천골) – 꼬리뼈(미골)을 구성하는 뼈의 수이다. ( A )와 ( B )의 개수로 옳은 것은?

보기

7 – (A) – (B) – 1 – 1

| | ① | ② | ③ | ④ | ⑤ |
|---|---|---|---|---|---|
| A | 8 | 10 | 12 | 12 | 14 |
| B | 3 | 5 | 5 | 6 | 6 |

✣ 문헌 신문균 외, 인체해부학, 현문사, 1993, p.39

## 0018

뺨 부위에 있는 뼈로 옳은 것은?

① 광대뼈(관골) ② 위턱뼈(상악골) ③ 눈물뼈(누골)
④ 관자뼈(측두골) ⑤ 벌집뼈(사골)

✣ 문헌 이영돈 외, 해부생리학, 라이프사이언스, 2007, p.120

## 0019

입천장의 앞부분을 이루는 뼈로 옳은 것은?

① 광대뼈(관골) ② 위턱뼈(상악골) ③ 눈물뼈(누골)
④ 관자뼈(측두골) ⑤ 벌집뼈(사골)

✣ 문헌 이영돈 외, 해부생리학, 라이프사이언스, 2007, p.120

## 0020

뼈곁굴(부비동)을 갖고 있지 않는 뼈로 옳은 것은?

① 나비뼈(접형골) ② 이마뼈(전두골) ③ 아래턱뼈(하악골)
④ 위턱뼈(상악골) ⑤ 벌집뼈(사골)

✣ 문헌 이영돈 외, 해부생리학, 라이프사이언스, 2007, p.120

### 해설

**0017**
- 성인의 목뼈(경추) – 등뼈(흉추) – 허리뼈(요추) – 엉치뼈(천골) – 꼬리뼈(미골)을 구성하는 뼈의 수는 7–12–5–1–1이다.

**0018**
- 광대뼈(관골)는 볼의 윗부분을 이룬다.

**0019**
- 위턱뼈(상악골)는 단단한 입천장의 앞부분을 이루며 위쪽 치아가 박혀 있다.

**0020**
- 아래턱뼈(하악골)는 아래쪽 치아가 박혀 있다.

정답

17 ③ 18 ① 19 ② 20 ③

## 핵심문제

**0021**

뼈를 지나는 둥근 구멍의 명칭으로 옳은 것은?

① 틈새 ② 구멍 ③ 길 ④ 오목 ⑤ 돌기

✣ **문헌** 이영돈 외, 해부생리학, 라이프사이어스, 2007, p.121

**0022**

뼈의 기능으로 옳은 것은?

**보기**

가. 지지 나. 보호 다. 조혈 라. 무기질 저장

① 가, 나, 다 ② 가, 다 ③ 나, 라 ④ 라 ⑤ 가, 나, 다, 라

✣ **문헌** 이성호 외, 인체해부학, 현문사, 2005, p.70

**0023**

장골의 연골내골화 단계이다. 순서대로 나열된 것은?

**보기**

가. 골수강의 형성 나. 해면골 형성에 의한 내강의 침입
다. 초자연골의 내강형성 라. 골막환 형성

① 가 → 나 → 다 → 라 ② 가 → 나 → 라 → 다 ③ 나 → 가 → 다 → 라
④ 다 → 라 → 가 → 나 ⑤ 라 → 다 → 나 → 가

✣ **문헌** 이성호 외, 인체해부학, 현문사, 2005, p.73

**0024**

골절 후 손상된 뼈의 재생과정이다. ( A )와 ( B )의 과정으로 옳은 것은?

**보기**

골절부위에 혈병 형성 → ( A ) → 연골성경결 → ( B ) → 골절의 골결합

| | ① | ② | ③ | ④ | ⑤ |
|---|---|---|---|---|---|
| A | 상피조직 | 상피조직 | 섬유결합조직 | 섬유결합조직 | 해면조직 |
| B | 연골 | 해면골 | 연골 | 해면골 | 연골 |

✣ **문헌** 이성호 외, 인체해부학, 현문사, 2005, p.76

## 해설

**0021**

• 뼈를 가로지르는 구멍은 둥글게 뼈를 뚫고 있는 부위이다.

**0022**

• 뼈는 지지, 보호, 조혈, 무기질 저장, 근 부착 등의 작용을 한다.

**0023**

• 1단계 : 초자연골 형태를 둘러싸는 골막환의 형성
• 2단계 : 연골형태 안에 있는 초자연골의 내강형성
• 3단계 : 골막아와 해면골 형성에 의한 내강의 침입
• 4단계 : 골화가 계속되는 동안 골수강의 형성
• 5단계 : 골단의 골화

**0024**

• 골절 후 손상된 혈관으로부터 나온 혈액은 골절부위에서 혈병을 형성한다. 혈병에 모세혈관과 결합조직세포가 들어가 혈병을 섬유결합조직으로 전환시키고, 다음에 연골성경결이라는 연골 덩어리로 전환시킨다. 이후 골원세포들이 연골성경결로 들어가서 연골을 해면골로 대치시킨다. 그리고 골절부위의 골결합이 이루어진다.

정답 21 ② 22 ⑤ 23 ⑤ 24 ④

## 0025

크고 둔하며 거친 뼈의 돌출부 용어로 옳은 것은?

① 돌기 ② 전자 ③ 거친면(조면) ④ 결절 ⑤ 위관절융기(상과)

✣ 문헌 이성호 외, 인체해부학, 현문사, 2005, p.76

## 0026

뺨 부위에 있는 뼈로 옳은 것은?

① 와 ② 구 ③ 동 ④ 공 ⑤ 열

✣ 문헌 이성호 외, 인체해부학, 현문사, 2005, p.77

## 0027

뇌머리뼈(뇌두개골)를 이루는 뼈로 옳은 것은?

보기

가. 이마뼈(전두골) 나. 관자뼈(측두골) 다. 마루뼈(두정골) 라. 나비뼈(접형골)

① 가, 나, 다 ② 가, 다 ③ 나, 라 ④ 라 ⑤ 가, 나, 다, 라

✣ 문헌 이성호 외, 인체해부학, 현문사, 2005, p.77

## 0028

쌍을 이루는 뼈로 옳은 것은?

① 이마뼈(전두골) ② 관자뼈(측두골) ③ 뒤통수뼈(후두골)
④ 나비뼈(접형골) ⑤ 벌집뼈(사골)

✣ 문헌 이성호 외, 인체해부학, 현문사, 2005, p.77

해설

0025

• 크고 둔하며 거친 돌기를 거친면(조면)이라고 한다.

0026

• 와 : 뼈의 얕은 함몰부
• 구 : 뼈에 홈이 패이거나 깊은 함몰부
• 동 : 뼈 안에 공기가 들어 있는 공간
• 열 : 갈라진 좁은 틈

0027

• 뇌머리뼈(뇌두개골)(8개) : 이마뼈(전두골), 관자뼈(측두골)(1쌍), 마루뼈(두정골)(1쌍), 뒤통수뼈(후두골), 나비뼈(접형골), 벌집뼈(사골).

0028

• 뇌머리뼈(뇌두개골) 중 관자뼈(측두골)와 마루뼈(두정골)는 1쌍으로 되어 있다.

정답 25 ③ 26 ④ 27 ⑤ 28 ②

## 핵심문제

### 0029

다음과 같은 해부학적 특징이 있는 뇌머리뼈(뇌두개골)로 옳은 것은?

보기
- 입체적인 나비모양이다.
- 큰날개(대익) 및 작은날개(소익)가 쌍으로 외측으로 뻗어있다.
- 터키안이라는 함몰부가 있다.

① 뒤통수뼈(후두골) ② 관자뼈(측두골) ③ 마루뼈(두정골)
④ 나비뼈(접형골) ⑤ 벌집뼈(사골)

✣ 문헌 이성호 외, 인체해부학, 현문사, 2005, p.86

**해설 0029**
- 나비뼈(접형골)는 두개저 가운데 있으며 입체적인 나비모양이다.

### 0030

가쪽얼굴머리뼈(외측안면골)를 이루는 뼈로 옳은 것은?

보기
가. 위턱뼈(상악골) 나. 광대뼈(협골) 다. 눈물뼈(누골) 라. 보습뼈(서골)

① 가, 나, 다 ② 가, 다 ③ 나, 라 ④ 라 ⑤ 가, 나, 다, 라

✣ 문헌 이성호 외, 인체해부학, 현문사, 2005, p.87

**해설 0030**
- 가쪽얼굴머리뼈(외측안면골) : 위턱뼈(상악골), 아래턱뼈(하악골), 광대뼈(협골), 코뼈(비골), 눈물뼈(누골)
- 안쪽얼굴머리뼈(내측안면골) : 보습뼈(서골), 입천장뼈(구개골), 아래코선반(하비갑개)

### 0031

다음과 같은 해부학적 특징이 있는 얼굴머리뼈(안면골)로 옳은 것은?

보기
- U자 모양으로 목부(경부)의 전방에 있는 후두와 턱뼈각(하악각) 사이에 있다.
- 말을 하거나 연하작용을 할 때 필요한 근육의 부착부위이다.

① 목뿔뼈(설골) ② 입천장뼈(구개골) ③ 보습뼈(서골)
④ 코뼈(비골) ⑤ 광대뼈(협골)

✣ 문헌 이성호 외, 인체해부학, 현문사, 2005, p.92

**해설 0031**
- 목뿔뼈(설골)는 두개의 뼈들과 관절하지 않고 관자뼈(측두골)의 붓돌기(경상돌기)와 이어진 경상골설골인대에 연결되어 있다.

### 0032

뼈결굴(부비동)을 갖고 있지 않는 뼈로 옳은 것은?

① 뒤통수뼈(후두골)와 관자뼈(측두골) 사이
② 뒤통수뼈(후두골)와 마루뼈(두정골) 사이
③ 이마뼈(전두골)와 관자뼈(측두골) 사이
④ 이마뼈(전두골)와 마루뼈(두정골) 사이
⑤ 나비뼈(접형골)와 광대뼈(협골) 사이

✣ 문헌 이성호 외, 인체해부학, 현문사, 2005, p.95

**해설 0032**
- 큰숫구멍(대천문)은 좌우로 갈라진 이마뼈(전두골)와 마루뼈(두정골) 사이에 큰 다이아몬드 모양으로 생긴 부분이다.

**정답** 29 ④ 30 ① 31 ① 32 ④

### 0033

뒤숫구멍(소천문)의 해부학적 위치로 옳은 것은?

① 뒤통수뼈(후두골)와 관자뼈(측두골) 사이

② 뒤통수뼈(후두골)와 마루뼈(두정골) 사이

③ 이마뼈(전두골)와 관자뼈(측두골) 사이

④ 이마뼈(전두골)와 마루뼈(두정골) 사이

⑤ 나비뼈(접형골)와 광대뼈(협골) 사이

✣ **문헌** 이성호 외, 인체해부학, 현문사, 2005, p.95

**해설**

0033

• 뒤숫구멍(소천문)은 뒤통수뼈(후두골)와 마루뼈(두정골) 사이에 작은 삼각형 모양으로 생긴 부분이며 출생 후 2?3개월에 폐쇄된다.

### 0034

다음과 같은 해부학적 특징이 있는 척추뼈(추골)로 옳은 것은?

**보기**

• 7개로 구성되어 있으며 척주 중 가장 작은 척추뼈(추골)로 이루어졌다.
• 고리뼈(환추), 중쇠뼈(축추), 솟을뼈(융추)라고 하는 척추뼈(추골)들이 있다.

① 목뼈(경추) ② 등뼈(흉추) ③ 허리등뼈(요추)

④ 엉치등뼈(천골) ⑤ 꽁무니뼈(미골)

✣ **문헌** 이성호 외, 인체해부학, 현문사, 2005, p.101

0034

• 대부분의 목뼈(경추)는 작은 척추뼈몸통(추체)과 이분된 가시돌기(극돌기), 삼각형의 척추뼈구멍(추공), 척추동맥(추골동맥)이 통과하는 가로돌기구멍(횡돌기공)을 가진 가로돌기(횡돌기)가 있다.

### 0035

복장뼈(흉골)를 이루는 부위명으로 옳은 것은?

**보기**

가. 복장뼈자루(흉골병) 나. 복장뼈몸통(흉골체)
다. 칼돌기(검상돌기) 라. 가시돌기(극돌기)

① 가, 나, 다 ② 가, 다 ③ 나, 라 ④ 라 ⑤ 가, 나, 다, 라

✣ **문헌** 이성호 외, 인체해부학, 현문사, 2005, p.105

0035

• 복장뼈(흉골)는 납작한 칼 모양의 뼈로 전흉벽 중앙에 위치하고, 상부의 복장뼈자루(흉골병), 중간에 길게 늘어난 복장뼈몸통(흉골체), 하부의 뾰족한 칼돌기(검상돌기)의 3부분으로 되어 있다.

### 0036

복장뼈(흉골)와 직접 관절하는 참갈비뼈(진늑골, 척주흉골늑골)로 옳은 것은?

① 제1~5갈비뼈(늑골) ② 제1~6갈비뼈(늑골) ③ 제1~갈비뼈(늑골)

④ 제1~8갈비뼈(늑골) ⑤ 제1~9갈비뼈(늑골)

✣ **문헌** 이성호 외, 인체해부학, 현문사, 2005, p.107

0036

• 위쪽 7쌍의 갈비뼈(늑골)는 복장뼈(흉골)와 직접 관절한다.

**정답** 33 ② 34 ① 35 ① 36 ③

해부학

핵심문제

해설

0037

• 제11~12갈비뼈(늑골)는 갈비뼈(늑골) 앞쪽 끝이 아무 곳에도 관절하지 않고 떠있다.

0038

• 관절오목(관절와)에는 위팔뼈머리(상완골두)가 관절된다.

0039

• 자뼈(척골)는 아래팔(전완)의 내측에 위치하여 가늘고 길며 몸쪽끝(근위단)이 크고, 노뼈(요골)는 아래팔(전완)의 외측에 위치하여 길고 가는 뼈로 먼쪽끝(원위단)이다.

0040

• 8개의 작은 뼈(골)로 각각 4개씩 2열로 배열되어 있다.

## 0037

뜬갈비뼈(부유늑골)에 해당하는 갈비뼈(늑골)로 옳은 것은?

① 제8~10갈비뼈(늑골) ② 제9~11갈비뼈(늑골) ③ 제10~12갈비뼈(늑골)
④ 제11~12갈비뼈(늑골) ⑤ 제12갈비뼈(늑골)

✣ 문헌 이성호 외, 인체해부학, 현문사, 2005, p.108.

## 0038

어깨뼈(견갑골) 외측각의 관절오목(관절와 glenoid fossa)과 관절하는 뼈로 옳은것은?

① 복장뼈(흉골) ② 위팔뼈머리(상완골두) ③ 제1갈비뼈(늑골)
④ 빗장뼈(쇄골)내측단 ⑤ 빗장뼈(쇄골)외측단

✣ 문헌 이성호 외, 인체해부학, 현문사, 2005, p.111

## 0039

자뼈(척골)와 노뼈(요골)의 해부학적 위치를 설명한 것이다. ( A )와 ( B )의 위치로 옳은 것은?

보기

자뼈(척골)는 아래팔(전완)의 ( A )에 위치하고, 노뼈(요골)는 아래팔(전완)의 ( B )에 위치한다.

| | ① | ② | ③ | ④ | ⑤ |
|---|---|---|---|---|---|
| A | 내측 | 내측 | 외측 | 외측 | 중앙 |
| B | 외측 | 중앙 | 내측 | 중앙 | 외측 |

✣ 문헌 이성호 외, 인체해부학, 현문사, 2005, p.113

## 0040

손목을 이루는 손목뼈(수근골)의 개수로 옳은 것은?

① 6개 ② 7개 ③ 8개 ④ 9개 ⑤10개

✣ 문헌 이성호 외, 인체해부학, 현문사, 2005, p.114

정답 37 ④ 38 ② 39 ① 40 ③

## 0041

볼기뼈(관골)를 이루는 뼈로 옳은 것은?

보기

가. 엉덩뼈(장골)  나. 궁둥뼈(좌골)  다. 두덩뼈(치골)  라. 꼬리뼈(미골)

① 가, 나, 다  ② 가, 다  ③ 나, 라  ④ 라  ⑤ 가, 나, 다, 라

✣ 문헌 이성호 외, 인체해부학, 현문사, 2005, p.116

## 0042

다음과 같은 해부학적 특징이 있는 하지뼈로 옳은 것은?

보기

- 인체뼈 중 가장 길고 크다.
- 노인들의 뼈줄기(골경)는 골절이 잘되며 뼈줄기(골경) 아래는 큰대퇴돌기(대전자)와 작은대퇴돌기(소전자)가 있다.다

① 골반  ② 넙다리뼈(대퇴골)  ③ 무릎뼈(슬개골)
④ 정강뼈(경골)  ⑤ 종아리뼈(비골)

✣ 문헌 이성호 외, 인체해부학, 현문사, 2005, p.121

## 0043

정강뼈(경골)와 종아리뼈(비골)의 해부학적 위치를 설명한 것이다. ( A )와 ( B )의 위치로 옳은 것은?

보기

- 정강뼈(경골)는 종아리(하퇴)의 ( A )에 위치하고, 종아리뼈(비골)는 종아리(하퇴)의 ( B )에 위치한다.

| | ① | ② | ③ | ④ | ⑤ |
|---|---|---|---|---|---|
| A | 내측 | 내측 | 외측 | 외측 | 중앙 |
| B | 외측 | 중앙 | 내측 | 중앙 | 외측 |

✣ 문헌 이성호 외, 인체해부학, 현문사, 2005, p.122

## 0044

발목을 이루는 발목뼈(족근골)의 개수로 옳은 것은?

① 6개  ② 7개  ③ 8개  ④ 9개  ⑤10개

✣ 문헌 이성호 외, 인체해부학, 현문사, 2005, p.124

해설

0041
- 볼기뼈(관골)는 엉덩뼈(장골), 궁둥뼈(좌골), 두덩뼈(치골)의 3부분으로 나뉘어져 있다가 출생 후 하나로 합쳐지며 세부분이 모두 형성된 곳을 절구(관골구)라 한다.

0042
- 넙다리뼈(대퇴골)의 몸쪽끝(근위단)은 공 모양의 큰 넙다리뼈머리(대퇴골두)를 이루고 있으며, 볼기뼈(관골)의 절구(관골구)와 관절한다.

0043
- 정강뼈(경골)는 무겁고 종아리(하퇴)의 내측에 위치하며, 종아리뼈(비골)는 가느다란뼈로 종아리(하퇴) 외측에 위치한다.

0044
- 발목뼈(족근골)의 모양은 손목뼈(수근골)의 모양과는 많이 다르다.



정답 41 ① 42 ② 43 ① 44 ②

## 핵심문제

### 0045

전후굴곡과 신전운동을 할 수 있는 경첩관절로 되어 있는 뼈로 옳은 것은?

① 노자관절(요척관절) ② 손허리손가락관절(중수지절관절) ③ 엉덩관절(고관절)
④ 어깨관절(견관절) ⑤ 무릎관절(슬관절)

✣ 문헌 이성호 외, 인체해부학, 현문사, 2005, p.137

### 0046

가슴(흉곽)에 있는 관절로 옳은 것은?

보기
가. 갈비척추관절(늑추관절) 나. 갈비연골관절(늑연골관절)
다. 가슴연골관절(흉연골관절) 라. 환축관절

① 가, 나, 다 ② 가, 다 ③ 나, 라 ④ 라 ⑤ 가, 나, 다, 라

✣ 문헌 이성호 외, 인체해부학, 현문사, 2005, p.144

### 0047

팔(상지)에 있는 관절로 옳은 것은?

보기
가. 어깨관절(견관절) 나. 위팔자관절(완척관절)
다. 노자관절(요척관절) 라. 손목관절(요골수근관절)

① 가, 나, 다 ② 가, 다 ③ 나, 라 ④ 라 ⑤ 가, 나, 다, 라

✣ 문헌 이성호 외, 인체해부학, 현문사, 2005, p.144

### 0048

다리(하지)에 있는 관절로 옳은 것은?

보기
가. 엉덩관절(고관절) 나. 무릎관절(슬관절)
다. 발목관절(거퇴관절) 라. 발목뼈사이관절(족근간관절)

① 가, 나, 다 ② 가, 다 ③ 나, 라 ④ 라 ⑤ 가, 나, 다, 라

✣ 문헌 이성호 외, 인체해부학, 현문사, 2005, p.144

## 해설

**0045**
• 팔꿉관절(주관절), 마디뼈사이관절(지절간관절) 등이 있다.

**0046**
• 환축관절은 척주에서 볼 수 있다.

**0047**
• 상 · 중 · 하노자관절(상 · 중 · 하요척관절), 손목뼈사이관절(수근간관절) 등이 있다.

**0048**
• 넙다리무릎관절(대퇴슬개관절), 상 · 중 · 하정강종아리관절(상 · 중 · 하경비관절), 목말밑관절(거골하관절) 등이 있다.

**정답** 45 ⑤ 46 ① 47 ⑤ 48 ⑤

## 0049

팔(상지)에 있는 관절로 옳은 것은?

보기

가. 어깨관절(견관절) 나. 팔꿉관절(주관절)
다. 노자관절(요척관절) 라. 손목관절(수근관절)

① 가, 나, 다 ② 가, 다 ③ 나, 라 ④ 라 ⑤ 가, 나, 다, 라

✣ 문헌 이성호 외, 인체해부학, 현문사, 2005, p.151

## 0050

골반에 있는 관절로 옳은 것은?

보기

가. 어깨관절(견관절) 나. 가운데노자관절(중요척관절)
다. 엉덩관절(고관절) 라. 엉치엉덩관절(천징관절)

① 가, 나, 다 ② 가, 다 ③ 나, 라 ④ 라 ⑤ 가, 나, 다, 라

✣ 문헌 이성호 외, 인체해부학, 현문사, 2005, p.152

## 0051

입천장의 앞부분을 이루는 뼈로 옳은 것은?

보기

가. 절구(관골구)와 넙다리뼈머리(대퇴골두)간에 이루어지는 관절
나. 절구관절(구상관절)
다. 굴곡, 신전, 외전, 내전 등의 운동이 가능
라. 어깨관절(견관절)보다 안정적이다

① 가, 나, 다 ② 가, 다 ③ 나, 라 ④ 라 ⑤ 가, 나, 다, 라

✣ 문헌 이성호 외, 인체해부학, 현문사, 2005, p.154

## 0052

목뿔뼈(설골)와 후두를 움직이는 근육으로 옳은 것은?

보기

가. 방패목뿔근(갑상설골근) 나. 복장방패근(흉골갑상근)
다. 턱끝목뿔근(이설골근) 라. 두힘살근(악이복근)

① 가, 나, 다 ② 가, 다 ③ 나, 라 ④ 라 ⑤ 가, 나, 다, 라

✣ 문헌 이성호 외, 인체해부학, 현문사, 2005, p.179

### 해설

**0049**

- 어깨관절(견관절) : 어깨뼈(견갑골)의 관절오목(관절와)과 위팔뼈머리사이(상완골두간)의 절구관절(구상관절)
- 팔꿉관절(주관절) : 위팔노관절(완척관절), 위팔자관절(완요관절)로 이루어진 돌쩌귀관절(접번관절)
- 노자관절(요척관절) : 위노자관절(상요척관절), 가운데노자관절(중요척관절), 아래노자관절(하요척관절)이 있다
- 손목관절(수근관절) : 노뼈(요골)와 자뼈(척골)의 관절원판과 손목뼈사이(수근골간)에 이루어지는 융기관절(과상관절)

**0050**

- 엉치엉덩관절(천장관절) : 엉치뼈(천골)와 엉덩뼈(장골)의 이상면 사이에 이루어진 인대결합 및 섬유결합

**0051**

- 관절낭은 두껍고 견고하며 엉덩뼈넙다리인대(장골대퇴인대), 두덩뼈넙다리인대(치골대퇴인대), 궁둥뼈넙다리인대(좌골대퇴인대)에 의해 보강되어 넙다리운동(대퇴운동)을 도와준다.

**0052**

- 방패목뿔근(갑상설골근), 어깨목뿔근(견갑설골근), 복장방패근(흉골갑상근), 복장목뿔근(흉골설골근), 턱목뿔근(악설골근), 턱끝목뿔근(이설골근), 두힘살근(악이복근) 등이 있다.

정답 49 ⑤ 50 ④ 51 ⑤ 52 ②

## 핵심문제

### 0053

뼈 돌출부 용어로 옳은 것은 ?

보기

| | |
|---|---|
| 가. 결절(tubercle) | 나. 인대(ligament) |
| 다. 관절융기(과 condyle) | 라. 틈새(열 fissure) |

① 가, 나, 다　② 가, 다　③ 나, 라　④ 라　⑤ 가, 나, 다, 라

✣ 문헌 박희진 외, EMT기초의학, 현문사, 2005. p.82

**해설**

0053

- 결절 : 작고 거친돌기
- 인대 : 뼈와 뼈를 연결하는 조직
- 관절융기(과) : 체간에 직접 형성된 커다란 관절돌출부
- 틈새(열) : 갈라진 좁은 틈

### 0054

코곁굴(부비동)을 이루는 뼈로 옳은 것은?

보기

가. 눈물뼈(누골)　나. 나비뼈(접형골)　다. 광대뼈(관골)　라. 이마뼈(전두골)

① 가, 나, 다　② 가, 다　③ 나, 라　④ 라　⑤ 가, 나, 다, 라

✣ 문헌 한국해부생리학 교수협의회, 인체해부학, 현문사, 2007, p.309

0054

- 위턱뼈(상악골), 이마뼈(전두골), 벌집뼈(사골), 나비뼈(접형골) 등은 안에 공기가 차있는 빈공간이 있으며 이 빈공간들은 코안(비강)과 교통하기 때문에 코곁굴(부비동)이라고 한다.

### 0055

뇌하수체가 수용되어 있는 부위로 옳은 것은?

① 나비뼈(접형골)의 대익　② 나비뼈(접형골)의 안장(터어키안)　③ 중뇌상부
④ 시상하부 좌우측　⑤ 이마뼈(전두골)의 앞머리뼈우묵(전두개와)

✣ 문헌 한국해부생리학 교수협의회, 인체해부학, 현문사, 2007, p.360

0055

- 지름 1cm, 무게 0.5g 정도의 타원형기관으로 시상하부 밑에 직접 연결되어 있다.

### 0056

돌쩌귀관절(접번관절)로 옳은 것은?

보기

| | |
|---|---|
| 가. 팔꿉관절(주관절) | 나. 무릎관절(슬관절) |
| 다. 발목관절(거퇴관절) | 라. 마디뼈사이관절(지절간관절) |

① 가, 나, 다　② 가, 다　③ 나, 라　④ 라　⑤ 가, 나, 다, 라

✣ 문헌 한국해부생리학 교수협의회, 인체해부학, 현문사, 2007, p.136

0056

- 관절하는 뼈의 볼록한 부분과 다른 뼈의 오목한 부분이 만나 경첩과 같이 한 면으로의 운동만 가능한 관절을 돌쩌귀관절(접번관절)이라고 한다.

정답　53 ②　54 ③　55 ②　56 ⑤

## 0057

넙다리뼈몸통(대퇴골체) 상단부 외측상방에 있는 돌출부 명으로 옳은 것은?

① 꼭지돌기(유양돌기) ② 큰돌기(대전자) ③ 엉덩뼈능선(장골능)
④ 작은돌기(소전자) ⑤ 엉치뼈곶(천골곶)

✣ **문헌** 강기선 외, 인체해부학, 고문사, 1996, p.121

## 0058

다음과 같은 위치에 있는 목부위 이름으로 옳은 것은?

**보기**

- 턱밑샘(악하선) 아래의 목뿔뼈(설골) 높이
- 기관 양측에 있는 긴 삼각형으로 패인 곳
- 중앙에 온목동맥(총경동맥)이 속 · 바깥목동맥(내 · 외경동맥)으로 갈라지는 부위

① 턱밑(악하)삼각 ② 목동맥(경동맥)삼각 ③ 목뿔뼈(설골)부
④ 갑상선부 ⑤ 목정맥오목(경정맥와)

✣ **문헌** 한국해부생리학 교수협의회, 인체해부학, 현문사, 2007, p.26

## 0059

칼돌기(검상돌기) 평면과 해부학적으로 거의 같은 높이에 해당되는 부위는?

① 제3목뼈(경추) ② 제5목뼈(경추) ③ 제2등뼈(흉추)
④ 제4등뼈(흉추) ⑤ 제9등뼈(흉추)

✣ **문헌** 한국해부생리학 교수협의회, 인체해부학, 현문사, 2007. p.23

## 0060

머리뼈(두개골)를 형성하는 22개의 뼈를 옳게 분류한 것은?

| | ① | ② | ③ | ④ | ⑤ |
|---|---|---|---|---|---|
| 뇌머리(뇌두개) | 4종 8개 | 4종 10개 | 6종 8개 | 6종 10개 | 8종 8개 |
| 얼굴뼈(안면골) | 6종 14개 | 6종 12개 | 8종 14개 | 8종 12개 | 10종 14개 |

✣ **문헌** 한국해부생리학 교수협의회, 인체해부학, 현문사, 2007, p.83

**해설**

**0057**

- 넙다리뼈몸통(대퇴골체) 상단부 외측상방은 큰돌기(대전자), 내측후방에는 작은돌기(소전자)가 돌출되어 있는데, 이곳은 많은 근육이 부착하는 곳이다.

**0058**

- 목동맥(경동맥)삼각은 중앙에 온목동맥(총경동맥)이 속 · 바깥목동맥(내 · 외경동맥)으로 갈라지는 위치에 해당한다.

**0059**

- 칼돌기(검상돌기) 평면은 복장뼈몸체(흉골체)와 칼돌기(검상돌기)의 결합부를 지나는높이이며, 제9등뼈(흉추) 높이에 해당한다.

**0060**

- 머리뼈(두개골)는 뇌머리(뇌두개) 6종 8개와 얼굴뼈(안면골) 8종 14개, 모두 22개의 뼈로 구성되어 있다.

**정답** 57 ② 58 ② 59 ⑤ 60 ③

핵심문제

## 0061

뇌머리뼈(뇌두개골)의 종류로 옳은 것은?

보기
가. 이마뼈(전두골) 나. 마루뼈(두정골) 다. 나비뼈(접형골) 라. 광대뼈(관골)

① 가, 나, 다 ② 가, 다 ③ 나, 라 ④ 라 ⑤ 가, 나, 다, 라

✣ 문헌 한국해부생리학 교수협의회, 인체해부학, 현문사, 2007, p.84

## 0062

얼굴뼈(안면골)의 종류로 옳은 것은?

보기
가. 코뼈(비골) 나. 위턱뼈(상악골) 다. 눈물뼈(누골) 라. 광대뼈(관골)

① 가, 나, 다 ② 가, 다 ③ 나, 라 ④ 라 ⑤ 가, 나, 다, 라

✣ 문헌 한국해부생리학 교수협의회, 인체해부학, 현문사, 2007, p.84

## 0063

나비뼈(접형골)의 위눈확틈새(상안와열)로 통과하는 신경으로 옳은 것은?

보기
가. 눈돌림신경(동안신경) 나. 도르래신경(활차신경)
다. 벌림신경(외전신경) 라. 눈신경(안신경)

① 가, 나, 다 ② 가, 다 ③ 나, 라 ④ 라 ⑤ 가, 나, 다, 라

✣ 문헌 한국해부생리학 교수협의회, 인체해부학, 현문사, 2007, p.88

## 0064

나비뼈(접형골)의 원형구멍(정원공)으로 통과하는 신경으로 옳은 것은?

보기
가. 눈돌림신경(동안신경) 나. 도르래신경(활차신경)
다. 벌림신경(외전신경) 라. 삼차신경

① 가, 나, 다 ② 가, 다 ③ 나, 라 ④ 라 ⑤ 가, 나, 다, 라

✣ 문헌 한국해부생리학 교수협의회, 인체해부학, 현문사, 2007, p.88

해설

0061
- 뇌머리뼈(뇌두개골) : 이마뼈(전두골), 마루뼈(두정골), 관자뼈(측두골), 뒤통수뼈(후두골), 나비뼈(접형골), 벌집뼈(사골)

0062
- 얼굴뼈(안면골) : 코뼈(비골), 위턱뼈(상악골), 광대뼈(관골), 아래턱뼈(하악골), 눈물뼈(누골), 입천장뼈(구개골), 아래코선반(하비갑개), 보습뼈(서골)

0063
- 나비뼈(접형골)의 위눈확틈새(상안와열)로 통과 : 눈돌림신경(동안신경), 도르래신경(활차신경), 벌림신경(외전신경), 눈신경(안신경), 눈정맥(안정맥)
- 나비뼈(접형골)의 원형구멍(정원공)으로 통과 : 삼차신경의 위턱가지(상악지)
- 나비뼈(접형골)의 타원구멍(난원공)으로 통과 : 삼차신경의 아래턱가지(하악지)
- 나비뼈(접형골)의 뇌막동맥구멍(극공)으로 통과 : 중경막혈관

0064
- 나비뼈(접형골)의 위눈확틈새(상안와열)로 통과 : 눈돌림신경(동안신경), 도르래신경(활차신경), 벌림신경(외전신경), 눈신경(안신경), 눈정맥(안정맥)
- 나비뼈(접형골)의 원형구멍(정원공)으로 통과 : 삼차신경의 위턱가지(상악지)
- 나비뼈(접형골)의 타원구멍(난원공)으로 통과 : 삼차신경의 아래턱가지(하악지)
- 나비뼈(접형골)의 뇌막동맥구멍(극공)으로 통과 : 중경막혈관

정답 61 ① 62 ⑤ 63 ⑤ 64 ④

## 0065

다음과 같은 특징을 나타내는 얼굴뼈(안면골)로 옳은 것은?

보기
- U자 모양으로 얼굴뼈(안면골) 중 가장 크다.
- 상연은 아랫니를 수용한다.
- 턱끝구멍(이공)이 있다.

① 입천장뼈(구개골) ② 보습뼈(서골) ③ 아래턱뼈(하악골)
④ 아래코선반(하비갑개) ⑤ 광대뼈(관골)

✣ 문헌 한국해부생리학 교수협의회, 인체해부학, 현문사, 2007, p.99

## 0066

시옷봉합(인자봉합)의 해부학적 위치로 옳은 것은?

① 마루뼈(두정골)와 뒤통수뼈(후두골) 사이
② 마루뼈(두정골)와 관자뼈(측두골) 사이
③ 좌우 마루뼈(두정골) 사이
④ 이마뼈(전두골)와 마루뼈(두정골) 사이
⑤ 이마뼈(전두골)와 관자뼈(측두골) 사이

✣ 문헌 한국해부생리학 교수협의회, 인체해부학, 현문사, 2007, p.100

## 0067

관상봉합의 해부학적 위치로 옳은 것은?

① 마루뼈(두정골)와 뒤통수뼈(후두골) 사이
② 마루뼈(두정골)와 관자뼈(측두골) 사이
③ 좌우 마루뼈(두정골) 사이
④ 이마뼈(전두골)와 마루뼈(두정골) 사이
⑤ 이마뼈(전두골)와 관자뼈(측두골) 사이

✣ 문헌 한국해부생리학 교수협의회, 인체해부학, 현문사, 2007, p.100

## 0068

척주의 목뼈(경추)－등뼈(흉추)－허리뼈(요추)를 이루는 뼈의 수로 옳은 것은?

① 7－12－4 ② 7－13－6 ③ 7－12－5 ④ 8－12－4 ⑤ 8－12－6

✣ 문헌 한국해부생리학 교수협의회, 인체해부학, 현문사, 2007, p.102

### 해설

**0065**
- 아래턱뼈(하악골)는 턱을 구성하는 턱뼈몸통(하악체)과 뒤쪽 상방으로 돌출된 턱뼈가지(하악지)로 구분된다.

**0066**
- 시옷봉합(인자봉합) : 마루뼈(두정골)와 뒤통수뼈(후두골) 사이

**0067**
- 관상봉합 : 이마뼈(전두골)와 마루뼈(두정골) 사이

**0068**
- 목뼈(경추)－등뼈(흉추)－허리뼈(요추)－엉치뼈(천골)－꼬리뼈(미골) : 7－12－5－1(5)－1(3~6)

정답 65 ③ 66 ① 67 ④ 68 ③

## 핵심문제

### 0069

척추뼈(추골)에 있는 돌기로 옳은 것은?

보기
가. 가시돌기(극돌기) 나. 가로돌기(횡돌기)
다. 관절돌기 라. 갈비돌기(늑골돌기)

① 가, 나, 다 ② 가, 다 ③ 나, 라 ④ 라 ⑤ 가, 나, 다, 라

✣ 문헌 한국해부생리학 교수협의회, 인체해부학, 현문사, 2007, p.105

### 0070

'고리뼈(환추)' 라고 불리는 목뼈(경추)는?

① 제1목뼈(경추) ② 제2목뼈(경추) ③ 제3목뼈(경추)
④ 제4목뼈(경추) ⑤ 제5목뼈(경추)

✣ 문헌 한국해부생리학 교수협의회, 인체해부학, 현문사, 2007, p.105

### 0071

칼돌기(검상돌기)를 볼 수 있는 뼈로 옳은 것은?

① 꼬리뼈(미골) ② 엉치뼈(천골) ③ 복장뼈(흉골)
④ 갈비뼈(늑골) ⑤ 빗장뼈(쇄골)

✣ 문헌 한국해부생리학 교수협의회, 인체해부학, 현문사, 2007, p.110

### 0072

다음과 같은 해부학적 특징을 갖는 뼈로 옳은 것은?

보기
- 가슴우리(흉곽)의 앞 상단 제1갈비뼈(늑골) 바로 위에 수평하게 위치한다.
- 가느다란 막대 모양이다.
- 복장뼈(흉골)와 어깨뼈(견갑골)를 연결한다.

① 위팔뼈(상완골) ② 자뼈(척골) ③ 노뼈(요골)
④ 갈비뼈(늑골) ⑤ 빗장뼈(쇄골)

✣ 문헌 한국해부생리학 교수협의회, 인체해부학, 현문사, 2007, p.113

## 해설

**0069**

- 척추뼈(추골)의 돌기 : 후면으로 돌출된 가시돌기(극돌기), 좌우로 돌출된 가로돌기(횡돌기), 위아래로 돌출된 상하관절돌기.

**0070**

- 제1목뼈(경추) : 고리뼈(환추)
- 제2목뼈(경추) : 척추(축추)
- 제7목뼈(경추) : 솟을뼈(융추)

**0071**

- 칼돌기(검상돌기)는 청년기까지는 유리연골(초자연골)로 되어있고 복장뼈(흉골)의 하부를 이룬다.

**0072**

- 빗장뼈(쇄골)는 인체에서 가장 먼저 골화가 진행된다.

정답: 69 ① 70 ① 71 ③ 72 ⑤

## 0073

다음과 같은 해부학적 특징을 갖는 뼈로 옳은 것은?

**보기**

- 가슴우리(흉곽) 후면 제2?7갈비뼈(늑골) 사이에 위치한 편평한 삼각형 모양이다.
- 2면, 3연, 3각과 2돌기로 구성된다.
- 전면은 갈비뼈(늑골)와 접하고 매끈하고 오목하다.

① 위팔뼈(상완골) ② 어깨뼈(견갑골) ③ 빗장뼈(쇄골)
④ 복장뼈(흉골) ⑤ 갈비뼈(늑골)

✣ **문헌** 한국해부생리학 교수협의회, 인체해부학, 현문사, 2007, p.113

## 0074

다음과 같은 해부학적 특징을 갖는 뼈로 옳은 것은?

**보기**

- 팔뼈(상지골)에서 가장 길다.
- 상단 내측에는 반구상의 뼈머리(골두)가 있어 어깨뼈(견갑골)와 관절한다.
- 골체의 상반부는 원주상이고 하반부는 삼각주형이다.

① 위팔뼈(상완골) ② 어깨뼈(견갑골) ③ 빗장뼈(쇄골)
④ 복장뼈(흉골) ⑤ 갈비뼈(늑골)

✣ **문헌** 한국해부생리학 교수협의회, 인체해부학, 현문사, 2007, p.116

## 0075

다음과 같은 해부학적 특징을 갖는 뼈로 옳은 것은?

**보기**

- 골반을 구성하는 뼈 중 가장 크고 좌우 1쌍이 있다.
- 앞쪽에서 두덩뼈결합(치골결합)으로 관절하고 뒤쪽은 엉치뼈(천골)와 관절 한다.
- 외측면의 볼기뼈절구(관골구)는 넙다리뼈머리(대퇴골두)와 엉덩관절(고관절)을 이룬다.

① 종아리뼈(비골) ② 정강뼈(경골) ③ 볼기뼈(관골)
④ 무릎뼈(슬개골) ⑤ 넙다리뼈(대퇴골)

✣ **문헌** 한국해부생리학 교수협의회, 인체해부학, 현문사, 2007, p.120

## 0076

다음과 같은 해부학적 특징을 갖는 뼈로 옳은 것은?

**보기**

- 무릎 전면에 있는 인체에서 가장 큰 종자뼈(종자골)이다.
- 밤 모양의 편평골이다.
- 전면은 다소 거칠고 후면은 매끄럽다.

① 종아리뼈(비골) ② 발목뼈(족근골) ③ 무릎뼈(슬개골)
④ 정강뼈(경골) ⑤ 넙다리뼈(대퇴골)

✣ **문헌** 한국해부생리학 교수협의회, 인체해부학, 현문사, 2007, p.124

### 해설

**0073**
- 어깨뼈(견갑골)의 뒷면은 가로로 솟아오른 어깨뼈가시(견갑극)에 의해 위쪽의 가시위오목(극상와), 아래쪽의 가시아래오목(극하와)으로 구분된다.

**0074**
- 위팔뼈(상완골)는 팔뼈(상지골)에서 가장 길고 상단, 골체, 하단으로 구분한다.

**0075**
- 볼기뼈(관골)는 척주와 자유다리뼈(자유하지골)를 연결시키는 뼈이다.

**0076**
- 뼈의 상단은 넓어 저라하고, 하단은 뾰족해서 첨이라고 한다.

**정답** 73 ② 74 ① 75 ③ 76 ③

## 핵심문제

### 0077

발목뼈(족근골) 중 몸쪽부(근위부)에 위치하는 뼈로 옳은 것은?

보기

가. 목말(거골)　나. 발꿈치뼈(종골)　다. 발배뼈(주상골)　라. 입방골

① 가, 나, 다　② 가, 다　③ 나, 라　④ 라　⑤ 가, 나, 다, 라

✣ 문헌　한국해부생리학 교수협의회, 인체해부학, 현문사, 2007, p.127

### 0078

관절의 운동성으로 볼 때 부동관절로 옳은 것은?

보기

가. 팔굽관절(주관절)　나. 이틀뼈(치조골)
다. 엉덩관절(고관절)　라. 제1갈비뼈(늑골)와 복장뼈(흉골)사이

① 가, 나, 다　② 가, 다　③ 나, 라　④ 라　⑤ 가, 나, 다, 라

✣ 문헌　한국해부생리학 교수협의회, 인체해부학, 현문사, 2007, p.131

### 0079

가슴우리(흉곽)를 이루는 복장뼈(흉골) – 갈비뼈(늑골) – 등뼈(흉추)의 개수로 옳은 것은?

① 1–12–10　② 1–18–12　③ 1–24–12　④ 2–12–12　⑤ 2–24–14

✣ 문헌　한국해부생리학 교수협의회, 인체해부학, 현문사, 2007, p.145

### 0080

팔(상지)을 이루는 관절로 옳은 것은?

보기

가. 복장빗장관절(흉쇄관절)　나. 어깨관절(견관절)
다. 팔굽관절(주관절)　라. 노자관절(요척관절)

① 가, 나, 다　② 가, 다　③ 나, 라　④ 라　⑤ 가, 나, 다, 라

✣ 문헌　한국해부생리학 교수협의회, 인체해부학, 현문사, 2007, p.147

## 해설

**0077**

- 몸쪽부(근위부) : 목말(거골), 발꿈치뼈(종골), 발배뼈(주상골)
- 먼쪽부(원위부) : 제1쐐기뼈(설상골), 제2쐐기뼈(설상골), 제3쐐기뼈(설상골), 입방골

**0078**

- 부동관절 : 입천장뼈(구개골)간의 관절, 치아의 이틀뼈(치조골), 뼈끝판(골단판), 제1갈비뼈(늑골)와 복장뼈(흉골)사이 등이 있다.

**0079**

- 가슴우리(흉곽)는 1개의 복장뼈(흉골)와 24개(12쌍)의 갈비뼈(늑골), 그리고 12개의 등뼈(흉추)로 되어 있다.

**0080**

- 팔(상지)의 관절 : 복장빗장관절(흉쇄관절), 어깨관절(견관절), 팔굽관절(주관절), 노자관절(요척관절), 어깨빗장관절(견쇄관절), 노뼈손목관절(요골수근관절), 손목뼈사이관절(수근간관절), 손목손허리관절(수근중수관절), 손허리사이관절(중수간관절), 손허리손가락관절(중수지절관절), 마디뼈사이관절(지절간관절) 등이 있다.

**정답**　77 ①　78 ③　79 ③　80 ⑤

## 0081

다리(하지)를 이루는 관절로 옳은 것은?

보기
- 가. 엉치긴뼈관절(천장관절)
- 나. 두덩뼈결합(치골결합)
- 다. 엉덩관절(고관절)
- 라. 무릎관절(슬관절)

① 가, 나, 다 ② 가, 다 ③ 나, 라 ④ 라 ⑤ 가, 나, 다, 라

✣ 문헌 한국해부생리학 교수협의회, 인체해부학, 현문사, 2007, p.153

## 0082

뼈몸통(골간)과 뼈끝(골단)사이에 위치하며 뼈의 길이성장에 관여하는 부위로 옳은 것은?

① 골내막 ② 뼈속질(골수) ③ 뼈끝판(골단판)
④ 뼈속질공간(골수강) ⑤ 뼈막(골외막)

✣ 문헌 최인장 외, 인체해부학, 메디컬코리아, 2006, p.70

## 0083

뼈를 보호하고 뼈의 둘레 성장 및 재생에 관여하며, 근육의 부착부위로 옳은 것은?

① 골내막 ② 뼈속질(골수) ③ 뼈끝판(골단판)
④ 뼈속질공간(골수강) ⑤ 뼈막(골외막)

✣ 문헌 최인장 외, 인체해부학, 메디컬코리아, 2006, p.71

## 0084

샤페이 섬유(Sharpey's fiber)의 해부학적 위치로 옳은 것은?

① 뼈막(골외막)과 뼈사이
② 뼈막(골외막)과 뼈막(골외막)사이
③ 뼈속질(골수)과 뼈사이
④ 뼈속질(골수)과 뼈속질공간(골수강)사이
⑤ 뼈와 뼈속질공간(골수강)사이

✣ 문헌 최인장 외, 인체해부학, 메디컬코리아, 2006, p.71

### 해설

**0081**
- 다리(하지)의 관절 : 엉치긴뼈관절(천장관절), 두덩뼈결합(치골결합), 엉덩관절(고관절), 무릎관절(슬관절), 정강종아리관절(경비관절), 발목관절(거퇴관절), 발목사이관절(족근간관절), 발목발허리관절(족근중족관절), 발허리사이관절(중족간관절), 발허리마디뼈관절(중족지절관절), 마디뼈사이관절(지절간관절) 등이 있다.

**0082**
- 뼈끝판(골단판)은 뼈의 길이성장에 관여하고, 뼈의 성장이 끝나면 뼈끝판(골단판)이 골단선으로 바뀌고 골단과 골간사이에 마지막 골화가 일어난다.

**0083**
- 뼈막(골외막)에는 혈관과 신경이 많이 분포하며 뼈막(골외막)이 뼈에서 분리되지 않게 접착시켜주고 있는 샤페이 섬유(Sharpey's fiber)에 의해 부착되어 있다.

**0084**
- 샤페이 섬유(Sharpey's fiber)는 뼈막(골외막)이 뼈에서 분리되지 않게 접착시켜주고 있는 섬유이다.

**정답** 81 ⑤ 82 ③ 83 ⑤ 84 ①

## 핵심문제

### 0085

뼈의 기능으로 옳은 것은?

**보기**

가. 지지　　나. 운동　　다. 보호　　라. 조혈작용

① 가, 나, 다　② 가, 다　③ 나, 라　④ 라　⑤ 가, 나, 다, 라

✣ **문헌** 최인장 외, 인체해부학, 메디컬코리아, 2006, p.72

**해설 0085**

- 뼈의 기능 : 지지, 운동, 보호, 조혈작용, 무기질 저장

### 0086

뼈에서 조혈작용이 일어나는 부위로 옳은 것은?

① 뼈끝(골단)　② 뼈속질공간(골수강)　③ 하버스관　④ 골수　⑤ 뼈막(골외막)

✣ **문헌** 최인장 외, 인체해부학, 메디컬코리아, 2006, p.73

**해설 0086**

- 적색골수에서 생성된 혈액 중 성숙된 것은 골수혈관을 따라 혈류속으로 방출된다.

### 0087

다음과 같은 특징을 갖는 뼈세포(골세포)로 옳은 것은?

**보기**

- 골기질의 생산　• 뼈형성에 관여　• 신생되는 뼈 표면에 풍부하다

① 뼈형성세포(골모세포)　② 뼈세포(골세포)　③ 뼈파괴세포(파골세포)
④ 골기질　⑤ 유리연골(초자연골)

✣ **문헌** 최인장 외, 인체해부학, 메디컬코리아, 2006, p.73

**해설 0087**

- 뼈형성세포(골모세포)는 골기질을 생산하여 뼈형성에 관여하는 세포로서 신생되는 뼈표면에 풍부하다.

### 0088

긴뼈(장골)로 분류할 수 있는 뼈로 옳은 것은?

① 손목뼈(수근골)　② 발목뼈(족근골)　③ 머리뼈(두개골)
④ 넙다리뼈(대퇴골)　⑤ 어깨뼈(견갑골)

✣ **문헌** 최인장 외, 인체해부학, 메디컬코리아, 2006, p.78

**해설 0088**

- 긴뼈(장골) : 넙다리뼈(대퇴골), 정강뼈(경골), 종아리뼈(비골), 위팔뼈(상완골), 자뼈(척골), 노뼈(요골) 등

**정답** 85 ⑤　86 ④　87 ①　88 ④

0089

납작뼈(편평골)로 분류할 수 있는 뼈로 옳은 것은?

① 손목뼈(수근골) ② 발목뼈(족근골) ③ 머리뼈(두개골)
④ 넙다리뼈(대퇴골) ⑤ 노뼈(요골)

✣ 문헌 최인장 외, 인체해부학, 메디컬코리아, 2006, p.79

0090

2개로 구성된 뼈로 옳은 것은?

① 코뼈(비골) ② 이마뼈(전두골) ③ 보습뼈(서골)
④ 아래턱뼈(하악골) ⑤ 벌집뼈(사골)

✣ 문헌 최인장 외, 인체해부학, 메디컬코리아, 2006, p.81

0091

머리뼈(두개골) 중 얼굴뼈(안면골)에 속하는 것으로 옳은 것은?

① 이마뼈(전두골) ② 벌집뼈(사골) ③ 마루뼈(두정골)
④ 코뼈(비골) ⑤ 관자뼈(측두골)

✣ 문헌 최인장 외, 인체해부학, 메디컬코리아, 2006, p.81

0092

다음과 같은 해부학적 특징이 있는 뇌머리뼈(뇌두개골)로 옳은 것은?

보기
- 머리뼈(두개골)의 후면과 아랫면의 대부분을 차지한다.
- 마름모꼴이다.
- 마루뼈(두정골)와 비늘봉합(인상봉합)으로 결합되어있다.

① 벌집뼈(사골) ② 뒤통수뼈(후두골) ③ 관자뼈(측두골)
④ 이마뼈(전두골) ⑤ 마루뼈(두정골)

✣ 문헌 최인장 외, 인체해부학, 메디컬코리아, 2006, p.87

해설

0089
- 납작뼈(편평골) : 머리뼈(두개골), 갈비뼈(늑골), 복장뼈(흉골), 어깨뼈(견갑골) 등

0090
- 2개로 구성된 뼈 : 코뼈(비골), 눈물뼈(누골), 아래코선반(하비갑개), 광대뼈(관골), 입천장뼈(구개골), 관자뼈(측두골), 마루뼈(두정골) 등

0091
- 얼굴뼈(안면골) : 코뼈(비골), 눈물뼈(누골), 아래코선반(하비갑개), 위턱뼈(상악골), 광대뼈(관골), 입천장뼈(구개골), 보습뼈(서골), 아래턱뼈(하악골) 등

0092
- 뒤통수뼈(후두골) : 머리를 이루는 사다리모양의 뼈로, 척수가 빠져나가는 대공을 이룬다.

정답 89 ③ 90 ① 91 ④ 92 ②

## 핵심문제

### 0093

다음과 같은 해부학적 특징이 있는 얼굴뼈(안면골)로 옳은 것은?

**보기**

- 1쌍이며 얼굴의 중심부를 형성한다.
- 위 치아가 있는 상악을 이룬다.
- 이틀돌기(치조돌기)가 있다.

① 보습뼈(서골) ② 입천장뼈(구개골) ③ 아래턱뼈(하악골)
④ 위턱뼈(상악골) ⑤ 코뼈(비골)

✣ 문헌 최인장 외, 인체해부학, 메디컬코리아, 2006, p.89

**해설 0093**

- 위턱뼈(상악골) : 위턱을 형성하는 좌우 1쌍의 뼈. 윗부분은 옆머리뼈에 연결되고 가장자리에는 윗니가 있다.

### 0094

뒤통수뼈(후두골)를 지나는 통로로 옳은 것은?

① 붓꼭지구멍(경유돌공) ② 목동맥관(경동맥관) ③ 뇌막동맥구멍(극공)
④ 날개관(익돌관) ⑤ 큰구멍(대공)

✣ 문헌 최인장 외, 인체해부학, 메디컬코리아, 2006, p.92

**해설 0094**

- 뒤통수뼈(후두골)를 지나는 통로는 큰구멍(대공)과 혀밑신경관(설하신경관) 등이 있다.

### 0095

코뼈(비골)의 해부학적 위치로 옳은 것은?

① 측면은 비연골이 부착된다.
② 상부는 이마뼈(전두골)의 비부와 부착된다.
③ 뒤로는 위턱뼈(상악골)의 이마돌기(전두돌기)와 연결된다.
④ 하부는 벌집뼈(사골)의 수평면과 결합한다.
⑤ 코의 측면을 이루는 2쌍의 뼈이다.

✣ 문헌 최인장 외, 인체해부학, 메디컬코리아, 2006, p.95

**해설 0095**

- 코뼈(비골)는 상부는 이마뼈(전두골)의 비부와 부착되고, 측면은 위턱뼈(상악골)의 이마돌기(전두돌기)와 연결된다. 뒤로는 벌집뼈(사골)의 수평면과 결합한다

### 0096

다음과 같은 해부학적 특징이 있는 골격뼈로 옳은 것은?

**보기**

- 다른 뼈와 관절하지 않는 U자모양의 뼈
- 후두와 하악각 사이에 위치
- 붓목뿔인대(경돌설골인대)에 연결되어 혀를 지지한다.

① 보습뼈(서골) ② 입천장뼈(구개골) ③ 아래턱뼈(하악골)
④ 목뿔뼈(설골) ⑤ 코뼈(비골)

✣ 문헌 이성호 외, 인체해부학, 현문사, 2005, p.95

**해설 0096**

- 몸체와 두 작은뿔(소각)이 전면부로, 두 개의 큰뿔(대각)이 후면의 붓목뿔인대(경돌설골인대)쪽으로 뻗어 있다.

**정답** 93 ④ 94 ⑤ 95 ② 96 ④

## 0097

망치뼈(추골)과 등자뼈(등골) 사이를 연결하는 뼈로 옳은 것은?

① 모루뼈(침골) ② 목뿔뼈(설골) ③ 보습뼈(서골)
④ 나비뼈(접형골) ⑤ 눈물뼈(누골)

✣ **문헌** 최인장 외, 인체해부학, 메디컬코리아, 2006, p.98

## 0098

다음과 같은 해부학적 특징이 있는 골격뼈로 옳은 것은?

**보기**

- 3~5개의 뼈가 융합되어있다.
- 꼬리뼈뿔(미골각)의 외측으로 횡돌기가 보인다.
- 사람은 거의 퇴화된 상태이다.

① 보습뼈(서골) ② 꼬리뼈(미골) ③ 엉치뼈(천골)
④ 등뼈(흉추) ⑤ 허리뼈(요추)

✣ **문헌** 최인장 외, 인체해부학, 메디컬코리아, 2006, p.104

## 0099

늑연골에 의해 복장뼈(흉골)에 부착되어있는 참갈비뼈(진늑골)의 수로 옳은 것은?

① 3쌍 ② 5쌍 ③ 7쌍 ④ 9쌍 ⑤ 12쌍

✣ **문헌** 최인장 외, 인체해부학, 메디컬코리아, 2006, p.107

## 0100

뜬갈비뼈(부유늑골)로 옳은 것은?

① 7과 9번 ② 8과 10번 ③ 9와 10번 ④ 10과 12번 ⑤ 11과 12번

✣ **문헌** 최인장 외, 인체해부학, 메디컬코리아, 2006, p.107

## 0101

상지를 이루는 뼈로 옳은 것은?

① 복장뼈(흉골) ② 두덩뼈(치골) ③ 넓다리뼈(대퇴골)
④ 빗장뼈(쇄골) ⑤ 정강뼈(경골)

✣ **문헌** 최인장 외, 인체해부학, 메디컬코리아, 2006, p.108

## 해설

**0097**

- 귓속뼈(이소골)는 망치뼈(추골), 모루뼈(침골)와 등자뼈(등골)의 순으로 배열되어 있다.

**0098**

- 꼬리뼈(미골)의 미추 윗부분은 천골첨과 천미관절을 이루고 있다.

**0099**

- 거짓갈비뼈(가늑골)는 5쌍으로, 11과 12번 갈비뼈(늑골)는 흉골에 닿지 않는다.

**0100**

- 거짓갈비뼈(가늑골)중에서 11과 12번 갈비뼈(늑골)는 흉골에 닿지 않는다.

**0101**

- 상지를 이루는 뼈는 빗장뼈(쇄골), 어깨뼈(견갑골), 위팔뼈(상완골), 노뼈(요골), 자뼈(척골), 손목뼈(수근골), 손허리뼈(중수골), 손가락뼈(지골) 등이 있다.

**정답** 97 ① 98 ② 99 ③ 100 ⑤ 101 ④

## 핵심문제

### 0102

볼기뼈(관골)를 이루는 뼈로 옳은 것은?

보기
가. 엉덩뼈(장골)　나. 궁둥뼈(좌골)　다. 두덩뼈(치골)　라. 넙다리뼈(대퇴골)

① 가, 나, 다　② 가, 다　③ 나, 라　④ 라　⑤ 가, 나, 다, 라

✣ 문헌 이성호 외, 인체해부학, 현문사, 2005, p.111

**해설**

0102
- 볼기뼈(관골)는 엉덩뼈(장골), 궁둥뼈(좌골), 두덩뼈(치골)로 이루어져 있다.

### 0103

여성의 두덩뼈(치골)의 하각으로 옳은 것은?

① >120°　② >90°　③ >70°　④ >50°　⑤ >30°

✣ 문헌 최인장 외, 인체해부학, 메디컬코리아, 2006, p.120

0103
- 여성은 >90° 으로 넓고, 남성은 < 90° 로 좁다.

### 0104

넙다리뼈(대퇴골)의 해부학적 구조이다. ( A )와 ( B )로 옳은 것은?

보기
- 몸쪽(근위부)의 둥근 넙다리뼈머리(대퇴골두)는 ( A )과(와) 관절을 이루고, 넙다리뼈머리(대퇴골두)중심의 거칠거칠하고 작은 구멍은 ( B )이다.

| | ① | ② | ③ | ④ | ⑤ |
|---|---|---|---|---|---|
| A | 관골구 | 넙다리뼈머리오목 | 대전자 | 소전자 | 돌기사이능선 |
| B | 넙다리뼈머리오목 | 관골구 | 돌기사이능선 | 돌기사이능선 | 관골구 |

✣ 문헌 최인장 외, 인체해부학, 메디컬코리아, 2006, p.121

0104
- 몸쪽(근위부)의 둥근 넙다리뼈머리(대퇴골두)는 관골구와 관절을 이루고, 넙다리뼈머리(대퇴골두)중심의 거칠거칠하고 작은 구멍은 넙다리뼈머리오목(대퇴골두와)이다.

### 0105

체중을 받치는 주기능을 하는 뼈로 옳은 것은?

① 발가락뼈(지절골)　② 발허리뼈(중족골)　③ 발목뼈(족근골)
④ 종아리뼈(비골)　⑤ 족궁

✣ 문헌 최인장 외, 인체해부학, 메디컬코리아, 2006, p.125

0105
- 족궁은 체중을 받치기 위해 활모양으로 휘어져 있다.

**정답** 102 ① 103 ② 104 ① 105 ⑤

## 106

절구관절(구상관절)로 옳은 것은?

① 손목관절(수근관절) ② 손목손허리관절(수근중수관절) ③ 어깨관절(견관절)
④ 손가락뼈사이관절(지절간관절 ⑤ 복장빗장관절(흉쇄관절)

✣ 문헌 최인장 외, 인체해부학, 메디컬코리아, 2006, p.130

## 107

타원관절(과상관절)로 옳은 것은?

① 손목관절(수근관절) ② 손목손허리관절(수근중수관절) ③ 어깨관절(견관절)
④ 손가락뼈사이관절(지절간관절 ⑤ 복장빗장관절(흉쇄관절)

✣ 문헌 최인장 외, 인체해부학, 메디컬코리아, 2006, p.131

## 108

관절의 운동으로 옳은 것은?

보기
가. 미끄러짐(활주) 나. 굽힘(굴곡) 다. 폄(신전) 라. 돌림(회전)

① 가, 나, 다 ② 가, 다 ③ 나, 라 ④ 라 ⑤ 가, 나, 다, 라

✣ 문헌 최인장 외, 인체해부학, 메디컬코리아, 2006, p.132

## 109

발목을 이루는 발목뼈(족근골)의 개수로 옳은 것은?

보기
• U자 모양 • 얼굴뼈 중 가장 크고 튼튼
• 턱뼈몸통은 중앙의 수평부를 이룬다.

① 눈물뼈(누골) ② 코뼈(비골) ③ 아래턱뼈(하악골)
④ 입천장뼈(구개골) ⑤ 광대뼈(관골)

✣ 문헌 한국해부생리학교수협의회. 사람해부학, 현문사. 2009, p. 105

### 해설

**106**
• 절구관절(구상관절)은 관절머리가 공 모양이고 여러 방향으로 운동이 자유롭다.

**107**
• 타원관절(과상관절)은 관절머리가 타원형이고 관절와는 얕은 타원의 소켓모양이다.

**108**
• 관절의 운동 : 미끄러짐(활주), 굽힘(굴곡), 폄(신전), 돌림(회전), 모음(내향), 벌림(외향), 원추운동(원뿔운동)

**109**
• 아래턱뼈(하악골)는 턱을 구성하는 턱뼈몸통과 뒤쪽위로 돌출된 턱뼈가지로 구분된다.

정답 106 ③ 107 ① 108 ⑤ 109 ③

핵심문제

**0110**

무릎관절의 구성으로 옳은 것은?

① 넙다리+정강+무릎뼈 ② 넙다리+엉덩+무릎뼈 ③ 넙다리+두덩+무릎뼈

④ 종아리뼈+정강+무릎뼈 ⑤ 발목뼈+정강+무릎뼈

✣ 문헌 노민희 외, 새용어해부학, 정담미디어, 2010, p.151

해설

**110**

• 무릎관절은 경골, 슬개골, 대퇴골로 구성된다.

**0111**

무릎관절(슬관절)에 대한 설명으로 옳지 않은 것은?

① 정강뼈, 종아리뼈, 목발뼈로 구성된다.

② 두개의 십자인대가 있다.

③ 손상받기 쉬운 관절

④ 경첩관절이다.

⑤ 무릎 위치, 체중지탱의 지렛대 등의 역할을 한다.

✣ 문헌 노민희 외, 새용어해부학, 정담미디어, 2010, p.151

**111**

• 넙다리+정강+무릎뼈로 구성된다.

**0112**

골절 후 손상된 뼈의 재생과정이다. ( A )와 ( B )의 과정으로 옳은 것은?

보기

• 골절부위에 혈병 형성 → ( A ) → 연골성경결 → ( B ) → 골절의 골결합

| | ① | ② | ③ | ④ | ⑤ |
|---|---|---|---|---|---|
| A | 상피조직 | 상피조직 | 섬유결합조직 | 섬유결합조직 | 해면조직 |
| B | 연골 | 해면골 | 연골 | 해면골 | 연골 |

✣ 문헌 이성호 외, 인체해부학, 현문사, 2005, p.76

**112**

• 골절 후 손상된 혈관으로부터 나온 혈액은 골절부위에서 혈병을 형성한다. 혈병에 모세혈관과 결합조직세포가 들어가 혈병을 섬유결합조직으로 전환시키고, 다음에 연골성경결이라는 연골 덩어리로 전환시킨다. 이후 골원세포들이 연골성경결로 들어가서 연골을 해면골로 대치시킨다. 이후 골절부위의 골결합이 이루어진다.

**0113**

근육의 건 속에 형성된 참깨모양의 작은 뼈로 건의 수축 방향을 바꾸는 기능을 하는 구조물은?

① 단골 ② 불규칙골 ③ 편평골 ④ 종자뼈(종자골) ⑤ 공기뼈(함기골)

✣ 문헌 한국해부생리학 교수협의회, 인체해부학, 현문사, 2007, p.76

**113**

• 무릎뼈(슬개골) 등은 종바뼈(종자골)이다.

정답 110 ① 111 ① 112 ④ 113 ④

# 호흡기계

## 01 구성(Composition)

- 상기도(upper airway)
  - 코안(비강 nasal cavity)
  - 인두(pharynx)
- 하기도(lower airway)
  - 후두(larynx)
  - 기관(trachea)
  - 기관지(bronchi)
  - 허파(lung)

## 02 호흡기의 구조

- 상부는 코안이고 아래부위(하부)는 후두, 기관, 기관지, 허파 등이 있다.
- 기능별로 기도부분(전도부)과 호흡부분(호흡부)으로 대별한다.
  - 기도부분(전도부 conducting portion) : 위기도(상기도), 종말세기관지, anatomical dead space, 즉 기체교환은 일어나지 않고 단순한 공기의 통로로서 이 부위의 혈액공급은 기관지동맥(bronchiol artery)에서 받는다.
  - 호흡부분(gas exchange portion) : 호흡세기관지, 허파꽈리, 통로의 벽에 허파꽈리주머니(alveolar sac)가 나타나기 시작하므로 기체교환이 가능하고 혈액공급은 허파동맥(pulmonary artery)에서 한다.
- 위기도(상기도)로부터 시작하여 기체교환 장소인 허파꽈리(폐포)까지 이행하는 동안 분지 회수가 증가하고 총단면적도 증가한다.

## 03 바깥코(외비 External nose)

- 안면 중앙에 돌출한 피라미드형이고 코바닥(비저), 코끅대기(비첨), 두 개의 측면으로 구성되고 양측면은 중앙에서 만나 콧등(비배 dorsum)를 이룬다.
- 뼈와 연골이 섬유결합조직에 의해 결합된 구조로 코연골은 코중격연골, 가쪽연골 및 콧날개연골(비익연골)이 있으며 코중격연골은 뼈중격에 부착되어 있고 콧날개연골(비익연골)은 뼈와 분리되어 있다.
- 얼굴(안면), 눈위턱(상악)동맥으로부터 혈액을 공급받고 앞얼굴면(전안면), 눈(안)정맥으로 혈액이 유입된다.
- 바깥코(외비)의 주기능은 부분적으로 여과된 공기를 코안으로 보내는 것이다.

## 04 코안(비강 Nasal cavity)

- 바깥콧구멍(외비공 nostrils, naves) → 코안뜰(비전정 vestibule) → 코안의 속면으로 덮여 있음 → 뒤콧구멍(후비공 choana)
- 코안
  - 앞벽
  - 안쪽벽 : 코중격(nasal septum)
  - 뒤벽 : 뒤콧구멍(후비공 choanae)을 통해 인두와 교통
  - 가쪽벽 : 위코선반(상비갑개), 중간코선반(중간비갑개), 아래코선반(하비갑개)의 세 코선반(비갑개 nasal concha)이 있는데 위코선반(상비갑개)과 중간코선반(중비갑개)는 벌집뼈(사골)의 일부이며 아래코선반(하비갑개)은 분리된 뼈이다.
- 코선반(비갑개)은 흡입 공기가 코안을 통과할 수 있는 면적을 증가시키고 호흡점막 정맥굴내의 혈액은 공기를 따뜻하게, 점액선은 공기를 촉촉하게 한다.
- 아래콧길(하비도 meatus)에는 코눈물관(비루관 naso lacrimal duct)이 있어 눈확(안와)과 연결
- 코털(비모 vibrissae): 코안의 안뜰부위(전정부)에 나 있는 뻣뻣한 털로 코안으로 들어오는 공기 중 먼지 같은 이물질을 여과하는 역할을 한다.

## 05 코곁굴(부비동 Paranasal sinus)

- 코안을 둘러싸고 있는 뼛속의 빈 공간
- 머리뼈(두개골)를 가볍게 해주고, 코안에 필요한 점액분비
- 발성시 공명을 일으키게 함
- 위턱굴(상악동 maxillary sinus)
  - 가장 큰 코곁굴(부비동)이며 피라미드형이고 중간콧길(중비도)에 개구
- 벌집굴(사골동 ethmoidal sinus)
  - 눈과 코안 사이에 있는 3~8개의 벌집모양의 작은 동공으로 중간콧길(중비도)로 개구하는 앞부위(전부), 중간부위(중부), 위콧길(상비도)로 개구하는 후부로 구성되어 있다.
- 이마굴(전두동 frontal sinus)
  - 눈 바로 위 이마뼈(전두골)에 위치하고 한 쌍이며 중간콧길(중비도)에 개구
- 나비굴(접형골동 sphenoidal sinus)
  - 나비뼈(접형골) 몸통안(체내)에 위치하고 위콧길(상비도)에 개구
- 이들 코곁굴(부비동)에 염증으로 고름집(농즙)이 생기는 것을 축농증(empyema)이라 하는데, 특히 위턱굴(상악동)에 빈발한다.
- 코안과 코곁굴(부비동)은 섬모상피를 가진 점막으로 덮여 있다.

## 06 인두(Pharynx)

- 머리뼈바닥(두개저) 아래에서 식도 앞까지 제6목뼈(경추) 높이에 이르는 약 13cm 정도의 관
- 근육성 관으로 소화기계 및 호흡기계에 모두 관여
- 인두는 단순한 음식물의 통로에 불과하다.
  - 코인두(nasopharynx) : 인두의 위부위로 코안 뒤에 있으며 머리뼈바닥(두개저)에서 물렁입천장(연구개) 높이까지이며 입인두로 이어진다. 가쪽벽에 귀관(Eustachian tube)이 개구하고 있다.
  - 입인두(oropharynx) : 인두의 중간부분으로 호흡기와 소화기 모두로 작용하고 입안 뒤에 위치하여 물렁입천장에서 목뿔뼈(설골) 위치까지 이르며 후두인두로 이어진다.
  - 후두인두(laryngopharynx) : 인두의 아랫부분으로 호흡기와 소화기로 작용하고 후두 뒤에 놓여 목뿔뼈(설골) 높이에서 반지연골(윤상연골) 높이까지이며 식도로 이어진다.

## 07 후두(Larynx)

- 인두의 뒤머리부위(후두부) 앞아래공간(전하방)에 이어진 기도로 발성과 공기의 통로기관
- 후두덮개(epiglottis) : 후두의 입구에서 주걱모양으로 음식물의 통과를 막는 역할
  후두점막은 대부분 거짓중층섬모원주상피로 덮여 있다.
- 성대 : 중층편평상피로 되어 있다.

### 1) 후두의 내부 구조(Internal structures of larynx)

- 후두안 : 후두의 입구(후두구)로부터 반지연골아래연(윤상연골하연) 사이의 공간
- 가성대 : 후두덮개와 모뿔연골(피열연골) 사이의 실주름
- 진성대 : 방패연골(갑상연골)과 모뿔연골(피열연골) 사이의 성대 인대로 된 성대주름
- 성문틈새 : 후두안 중 가장 좁은 곳으로 양쪽 성대 주름 사이의 공간

### 2) 후두근(Muscle of larynx)

- 후두연골을 움직여서 발성에 관여하는 근으로 미주신경의 지배를 받음
- 뒤반지모뿔근(후윤상피열근 cricoarytenoideus posterior) : 성문틈새(열)를 연다.
- 가쪽반지모뿔근(외측윤상피열근 cricoarytenoideus lateri)
- 방패모뿔근(갑상피열근 cricoarytenoideus Thyroarytenoidus)
- 모뿔근(피열근 arytenoideus) : 성문틈새(열)를 좁힌다.
- 반지방패근(윤상갑상근 cricothyroideus) : 성대를 긴장시킨다.

### 3) 구성연골

- 방패연골(갑상연골 thyroid cartilage)
  - 후두연골 중 가장 크며 방패모양이다.
  - 양측의 판이 정중선에서 만나 피부밑(피하)에 후두융기(Adam's apple)를 이룬다.

- 남성은 테스토스테론(testosterone)의 영향으로 방패연골(갑상연골)이 더 크고 후두융기가 더욱 뚜렷하다.
- 반지연골(윤상연골 cricoid cartilage)
  - 방패연골(갑상연골) 밑에 가락지 모양으로 뒤는 넓적한 판 형태를, 앞은 폭이 작은 궁 형태를 이룬다.
- 후두덮개 연골(epiglottic cartilage)
  - 후두입구를 개폐하는 탄력연골로 테니스라켓 모양이다.
  - 삼킴작용을 할 때 후두덮개는 후두입구를 막아 음식물이 기도로 들어가지 않게 한다.
- 잔뿔연골(소각연골 corniculate cartilage)
  - 모뿔연골(피열연골) 끝에 붙어 있는 원추상의 탄력성 작은연골로 가끔 모뿔연골(피열연골)과 융합되기도 한다.
- 쐐기연골(설상연골 cuneiform cartilage)
  - 작은 연골성 막대로 후두덮개와 모뿔연골(피열연골) 사이의 주름 안에 위치한다.
- 모뿔연골(피열연골 arytenoid cartilage)
  - 성대의 위치와 긴장도를 조절하여 발성에 직접 관여한다.
  - 반지연골(윤상연골) 위에 왼쪽과 오른쪽에 1쌍 있으며 작은 피라미드형이다.
    * 성대돌기 : 성대 부착
    * 근돌기 : 성대를 움직이는 여러 개의 후두근의 부착

## 08 기관과 기관지(Trachea & bronchi)

### 1) 기관

- 반지연골(윤상연골) 아랫면(하면)에서 기관 분기부(제5등뼈)까지, 길이 10cm, 직경 2cm
- 기관벽은 점막, 점막밑, 바깥막의 세층으로 되어 있고 기관점막은 거짓중층섬모원주상피와 탄력섬유를 많이 포함한 얇은 치밀결합조직으로 구성된다.
- 기관연골은 막성벽으로 막혀 있다.
- 자율신경계의 지배를 받는다.
- 15~20개의 기관연골로 구성되고 내면은 위중층 섬모상피로 덮여 있다.
- 혈액은 아래갑상샘동맥으로부터 공급받으며 갑상샘정맥얼기안의 종말정맥으로 혈액이 유입된다.
- 기관절개술위치 : 반지연골(윤상연골) 아랫면(하면)에서 1cm 되게 제2~3기관 연골 사이

### 2) 기관지

- 1, 2, 3차 기관지로 나눈다.
- 1차 기관지(primary bronchi)
  - 제5등뼈(흉추) 높이에서 이분되는 허파의 바깥부분
  - 오른쪽 1차 기관지는 왼쪽보다 짧고 굵으며 세로(수직)에 가깝다. 그러므로 이물질의 기도 폐쇄가 잘되는 곳이다.
- 2차 기관지(secondary bronchi) : 1차 기관지가 허파속으로 들어와 분지된 것으로 오른쪽 1차 기관지는 셋으로, 왼쪽 1차 기관지는 둘로 2차 기관지를 분지한다.
- 3차 기관지(tertiary bronchi) : 허파속에서 2차 기관지가 다시 분지한 것으로 왼쪽과 오른쪽 모두 10개의 3차 기관지가 되며 허파구역 수만큼 분지되어 이를 구역기관지(segmental bronchi)라고도 한다.

## 09 허파(폐 Lung)

- Bronchiole에서 alveoli까지
- 호흡의 실질 장기로 가볍고 구멍이 많은 스폰지 모양
- 탄력성이 있어서 가슴에서 꺼내면 오므라든다.
- 출생 시에는 밝은 연분홍색이지만 성인은 짙은 회색반점이 있다.
- 허파 바닥은 숨을 들이쉬면 내려간다.
- 가슴막(흉막 pleura)에 싸여 가슴강 안에 있는 왼쪽과 오른쪽 1쌍의 원추상 기관
- 높이 : 25cm, 무게 : 500~650g
- 위꼭대기(apex) : 빗장뼈(clavicle)보다 2.5cm 위에 솟아 있다.
  아래끝(base) : 가로막(횡격막)위에 얹혀 있다.
- 색
  - 신생아 : 담홍색
  - 성인 : 회백색 - 직업상, 환경상 색에 심한 차이가 있다.

### 1) 허파가 접하는 면

- 갈비뼈면(늑골면 costal surface) : 가쪽면(외측면), 갈비뼈(늑골)와 접합
- 가로면(횡격면 diaphragmatic surface) : 아랫면(하면), 가로막(횡격막)과 접합
- 세로면(종격면 mediasternal surface) : 왼쪽과 오른

쪽 허파와 마주보는 안쪽면으로 그 중앙에 허파문(hilus)이 있다.

- 심장패임(심절흔 cardiac notch) : 왼쪽 허파에서 심장 때문에 홈이 파인 곳

**2) 가슴막천자(흉막천자 pleural puncture) 위치**

보통 겨드랑 선상의 제4~5갈비뼈사이극(갈비뼈가로등에 해당하는 넓은 곳이기 때문)

## 10 세로칸(중격 Mediastinum)

- 양측의 가슴막 사이에 있는 가슴안 중앙막
  - 앞 : 복장뼈
  - 뒤 : 등뼈
  - 왼쪽 · 오른쪽 : 허파의 세로칸면(중격면)
  - 아래 : 가로막(횡격막)
  - 위 : 가슴안(흉강)상구
- 내용물 : 심장, 기관, 식도, 대혈관, 신경, 림프절, 가슴샘(흉선)

### 0001

인두의 해부학적 위치이다. ( A ), ( B ), ( C )의 명칭으로 옳은 것은?

**보기**

( A )는 물렁입천장(연구개) 위쪽에 있으며, 코안(비강)과 교통하여 호흡하는 동안 공기의 통로역할을 하고, ( B )는 입안(구강)의 뒤쪽에 위치하고 물렁입천장(연구개) 뒤에서 시작한다. ( C )는 구강인두 바로 아래에 위치한다.

| | ① | ② | ③ | ④ | ⑤ |
|---|---|---|---|---|---|
| A | 코인두(비인두) | 비인두 | 구강인두 | 구강인두 | 후두인두 |
| B | 후두인두 | 구강인두 | 비인두 | 후두인두 | 구강인두 |
| C | 구강인두 | 후두인두 | 후두인두 | 비인두 | 비인두 |

✣ **문헌** 한국해부생리학 교수협의회, 인체해부학, 현문사, 2007, p.287

### 0002

코의 코곁동굴(부비동)로 옳은 것은?

**보기**

가. 이마뼈동굴(전두동)　　나. 벌집뼈동굴(사골동)
다. 나비뼈동굴(접형골동)　　라. 위턱뼈동굴(상악동)

① 가, 나, 다　② 가, 다　③ 나, 라　④ 라　⑤ 가, 나, 다, 라

✣ **문헌** 한국해부생리학 교수협의회, 인체해부학, 현문사, 2007, p.310

### 0003

다음과 같은 해부학적 특징을 갖는 후두연골로 옳은 것은?

**보기**

- 방패연골(갑상연골) 아래쪽에 위치한 반지모양의 연골
- 앞은 폭이 작은 활(궁)모양이고, 뒤는 넓적한 판 형태
- 후두의 최하단에 위치한다.

① 반지연골(윤상연골)　② 모뿔연골(피열연골)　③ 잔뿔연골(소각연골)
④ 쐐기연골(설상연골)　⑤ 후두덮개연골(후두개연골)

✣ **문헌** 한국해부생리학 교수협의회, 인체해부학, 현문사, 2007, p.312

### 0004

다음과 같은 해부학적 특징을 갖는 후두연골로 옳은 것은?

**보기**

- 후두입구의 앞쪽위에 돌출된 주걱모양의 연골
- 음식을 삼킬 때 후두 입구를 막아 준다.
- 탄력연골이다.

① 반지연골(윤상연골)　② 모뿔연골(피열연골)　③ 잔뿔연골(소각연골)
④ 쐐기연골(설상연골)　⑤ 후두덮개연골(후두개연골)

✣ **문헌** 한국해부생리학 교수협의회, 인체해부학, 현문사, 2007, p.312

**해설**

**0001**

- 코인두(비인두)의 양측 측벽에는 귀의 가운데귀(중이)와 연결되는 이관인두구가 위치하고, 구강인두는 물렁입천장(연구개)의 뒤에서 시작하여 코인두(비인두)와 연결되어 후두덮개(후두개)의 위쪽 경계부위로 내려간다. 후두인두는 후두덮개(후두개)의 위쪽 경계부위에서부터 반지연골(윤상연골)까지를 말한다.

**0002**

- 위턱뼈(상악골), 이마뼈(전두골), 벌집뼈(사골), 나비뼈(접형골)는 안에 공기가 차있는 빈 공간을 가지고 있어 이 빈 공간들은 코안(비강)과 교통하기 때문에 코곁동굴(부비동)이라 한다.

**0003**

- 반지연골(윤상연골)은 후두의 최하단에 위치하여 바로 아래는 제1기관연골이 이어진다.

**0004**

- 후두덮개연골(후두개연골)은 방패연골(갑상연골) 후상방에 위치한다.

**정답** 1 ② 2 ⑤ 3 ① 4 ⑤

## 핵심문제

해설

**0005**

• 기관은 길이 약 12cm, 지름 2.5cm 정도의 원통형 공기통로이다.

### 0005

기관의 해부학적 특징으로 옳은 것은?

보기

가. 가슴막공간(흉강)내에 위치　　나. 탄력성 있는 관
다. 뒤편에는 식도가 위치　　라. 연골사이에는 결합조직으로 연결

① 가, 나, 다　② 가, 다　③ 나, 라　④ 라　⑤ 가, 나, 다, 라

✣ 문헌　한국해부생리학 교수협의회, 인체해부학, 현문사, 2007, p.313

**0006**

• 우측 1차 기관지는 3가지로 나뉜다.

### 0006

좌측 1차 기관지와 비교했을 때 우측 1차 기관지의 해부학적 특징으로 옳은 것은?

보기

가. 짧다　나. 굵다　다. 경사가 급하다　라. 이물질이 들어가기 쉽다

① 가, 나, 다　② 가, 다　③ 나, 라　④ 라　⑤ 가, 나, 다, 라

✣ 문헌　한국해부생리학 교수협의회, 인체해부학, 현문사, 2007, p.315

**0007**

• 허파(폐)의 외측은 갈비(늑골)면, 하면은 가로막(횡격)면, 내측은 세로칸(종격)면이라고 한다.

### 0007

허파(폐)의 해부학적 특징으로 옳은 것은?

보기

가. 스펀지 같은 반원추형 기관　　나. 외측은 늑골과 접한다
다. 하면은 가로막(횡격막)에 닿는다　　라. 내측은 세로칸(종격)에 접한다

① 가, 나, 다　② 가, 다　③ 나, 라　④ 라　⑤ 가, 나, 다, 라

✣ 문헌　한국해부생리학 교수협의회, 인체해부학, 현문사, 2007, p.316

**0008**

• 호흡계는 비강, 인두, 후두, 기관, 폐 등으로 구성되고 가스교환을 한다.

### 0008

다음과 같은 기능이 있는 기관계로 옳은 것은?

보기

• 인체에 산소의 공급　• 이산화탄소의 배출　• 가스교환

① 외피계　② 순환계　③ 호흡계　④ 림프계　⑤ 내분비계

✣ 문헌　최인장 외, 인체해부학, 메디컬코리아, 2006, p.23

정답　5 ⑤　6 ⑤　7 ⑤　8 ③

## 0009

후두의 입구에서 주걱모양으로 음식물의 통과를 막는 역할을 하는 장기는?

① 후두안 ② 후두덮개 ③ 후두연골 ④ 반지방패근 ⑤ 기관

✣ **문헌** 노민희 외, 새용어해부학, 정담미디어, 2010, p.466

## 0010

호흡부에 위치하는 호흡기계 구조물로 옳은 것은?

① 비강 ② 후두 ③ 인두 ④ 종말세기관지 ⑤ 기관

✣ **문헌** 노민희 외, 새용어해부학, 정담미디어, 2010, p.476

**해설**

**0009**

후두덮개(epiglottis)는 후두어귀(laryngeal inlet)의 앞벽에 위치한다.

**0010**

- 전도부: 상기도(비강, 인두, 후두), 하기도(기관, 기관지)
- 호흡부: 세기관지, 종말세기관지 , 호흡세기관지, 폐포관, 폐포

**정답** 9 ② 10 ④

# 신경계

## 01 신경계통

- 해부학적 및 기능적으로 구분되며 신경조직을 구성하는 일련의 기관에 의해 이루어진다.
- 해부학적으로는 중추신경계(central nervous system)와 말초신경계(peripheral nervous system)로 나누고 중추신경계는 다시 뇌(brain)와 척수(spinal cord)로 나눈다.
- 기능적으로는 몸감각(체성감각 somatic sensory)과 몸운동(체성운동 somatic motor)으로 이루어지는 수의 신경계(voluntary nervous system)와 내장감각(visceral sensory)과 내장운동(visceral motor)으로 이루어지는 불수의 또는 자율신경계(autonomic nervous system)가 있다.

### 1) 주요기관

뇌(brain), 척수(spinal cord), 부수 신경인 뇌신경과 척수신경으로 구성

### 2) 특징

- 복잡하나 질서 정연하다.
- 재생이 불가능하다.
- 동물에 있어서 지각, 운동, 정신작용을 할 수 있는 특유 작용이다.

### 3) 3대 요소

- 자극을 가해 준다 : 내부 → 운동신경으로
  외부 → 뇌신경으로
- 흥분
- 반응

### 4) 역할

항상성(homeostasis)을 유지하기 위하여
- 신체, 외부, 내부에서 일어나는 자극을 중추에 전달
- 어떤 반응을 말초에 전달함으로써 몸속(체내) 각 기관의 기능 조절
- 외부변화에 대한 행동을 나타냄
- 사고, 기억, 감정의 기능적, 형태적 기틀 형성

### 5) 작용에 따라서

(1) 자율신경계(autonomic nervous system, ANS)

인체가 생명을 유지하는데 필요로 하는 여러 기능을 조절하는 신경계(호흡, 소화, 순환, 분비, 생식, 무의식적, 자율적으로 작용)

(2) 몸신경계(체성신경계 somatic nervous system, SNS)

- 인체와 주위 환경 사이의 관계 조절
- 외계로부터 자극을 받아들이는 수용 작용
- 수용한 작용의 결과에 따른 적절한 반응을 신체의 여러 기관에서 일으키게 함
- 고차원적인 정신 작용(사고 등)

## 02 신경조직

신경조직을 구성하는 2가지 세포
- 신경세포(신경원 neuron) : 자극을 받아 흥분, 전도,
- 신경아교세포(신경교 neuroglia) : 중추신경계의 사이질(간질)조직으로 신경세포를 지지 보호하고 중추신경 손상 시 세포분열이 가능하여 손상을 복구시킨다.

## 03 신경원

- 신경계를 구성하는 형태적, 기능적 최소 단위
- 뉴런은 신경계의 흥분성 또는 전도성 같은 활동을 담당
- 모양과 크기에 관계없이 세포체(cell body), 가지돌기(수상돌기 dendrite) 및 축삭(axon)의 세부분으로 되어 있으며 닛슬소체, 랑비에결절(Ranvier결절), 말이집(수

초), 신경집세포(Schwann cell) 등으로 되어 있다.

### 1) 세포체(Cell body)

- 돌기를 제외한 원형질과 핵으로 구성된 부분이다.
- 많은 소기관과 포함물이 있는 원형질이 있고 닛슬소체(Nissl body)는 단백질합성 및 신경세포의 영양과 밀접한 관계가 있다.

### 2) 가지돌기(수상돌기 Dendrite)

세포체로부터 흥분충동을 들신경부(구심적)로 보내며 신경세포(신경원)의 종류에 따라 모양이 매우 다르다.

### 3) 축삭(Axon)

세포체로부터 흥분충동을 날신경부(원심적)로 내보내며 신경세포(신경원)마다 한 개의 긴 축삭을 갖는데 그 끝은 종말단추 또는 종구(end bulb)라는 마디를 가진 종말지인 곁가지를 내며 이를 통해 또 다른 신경세포(신경원), 샘세포 및 근섬유와 접촉을 이룬다.

### 4) 연접(Synapse)

- 한 신경세포(신경원)의 종말단추가 다른 신경세포(신경원)의 가지돌기(수상돌기), 세포체 또는 축삭에 접속할 때 그 접속점을 연접이라고 한다.
- 흥분전달시 연접부에는 종말단추에서 분비된 아세틸콜린(acetylcholine)이 채워진다.

## 04 신경세포체(Cell body)

- 신경돌기
  - 가지돌기(수상돌기) : 자극을 받아 다른 신경세포(신경원)로 자극 전달
  - 축삭돌기 : 신경세포(신경원)에서의 충격을 상위 신경세포로 전달
- 닛슬소체(Nissl's body)
  - membranous sac와 RNA과립의 집단
  - 신경세포(신경원)인 세포질그물(내형질세망), 신경세포의 단백질을 합성하여 신경세포의 영양, 재생능력을 맡아본다.
- 말이집(수초 myelin sheath) : 축삭신경섬유를 둘러싸는 지질과 단백질로 구성된 하나의 피막
- neurolemma, Schwann's sheath : 수초위의 소량의 세포질과 핵을 가진 신경초, 말초신경계에만 있고 중추신경계에는 없다.

## 05 신경교

- 중추신경계의 사이질(간질)조직, 즉 신경세포와 세포 사이, 섬유 사이를 메우는 사이질(간질)조직으로 뇌와 척수의 중요 지지조직
- 별아교세포(성상교세포 astrocytes)
  - 신경세포 주위를 둘러싸고 있는 별 모양의 세포로서 인접 혈관에 갈고리 모양으로 부착되어 있다.
  - 원형질성 별아교세포(성상교세포)는 회백질에 많고 돌기는 신경세포섬유가 적으며 굵고 가지가 많다.
- 희소돌기아교세포(희돌기교세포 oligodendrocyte) : 신경세포와 혈관 사이를 개재하고 말이집(수초 myelin sheath) 형성에 관여한다.
- 뇌실막세포(상의세포 ependymal cell) : 입방 내지 원주상피로 때때로 섬모를 갖기도 하며 뇌의 뇌실계와 척수의 중심관 내면을 싸고 맥락얼기(맥락총)의 상피를 덮는다.
- 미세아교세포(미교세포 microglia) : 소교세포라고도 하며 세포체는 작고 신경계의 청소세포(scavenger cell)로서 포식작용(식작용)을 한다.

## 핵심문제

### 0001

신경세포에 대한 설명으로 옳은 것은?

**보기**

가. 세포체에서 세포돌기가 뻗어있다　　나. 많은 가지돌기가 있다
다. 닛슬소체가 있다　　라. 중심체가 있으며 세포분열을 할 수 있다

① 가, 나, 다　② 가, 다　③ 나, 라　④ 라　⑤ 가, 나, 다, 라

✣ **문헌** 이영돈 외, 해부생리학, 라이프사이언스, 2007, p.180

### 0002

척수의 아래 끝을 고정하고 있는 구조로 옳은 것은?

① 종말끈　② 섬유끈　③ 말총　④ 치아인대　⑤ 척수원뿔

✣ **문헌** 이영돈 외, 해부생리학, 라이프사이언스, 2007, p.214

### 0003

뜨거운 것에 닿았을 때 일어나는 반사활을 순서대로 나열한 것으로 옳은 것은?

**보기**

a. 운동신경　b. 감각신경　c. 수용기　d. 중추　e. 효과기

① a → b → c → d → e　② a → c → b → d → e　③ b → a → c → d → e
④ c → b → d → a → e　⑤ c → a → b → d → e

✣ **문헌** 이영돈 외, 해부생리학, 라이프사이언스, 2007, p.223

### 0004

수용기가 몸 왼쪽에 있고 효과기가 오른쪽에 있다면 그 반사는?

① 같은쪽　② 반대쪽　③ 체성　④ 자율성　⑤ 단일시냅스

✣ **문헌** 이영돈 외, 해부생리학, 라이프사이언스, 2007, p.223

## 해설

**0001**
• 중심체가 없으며 세포분열을 할 수 없다.

**0002**
• 종말끈은 척수의 아래 끝 부위를 꼬리뼈에 부착시켜 준다.

**0003**
• 반사활은 신경계통의 기능적 단위로 수용기, 감각신경, 중추, 운동신경과 그 효과기로 구성되어 있다.

**0004**
• 반사는 같은쪽이나 반대쪽, 체성이나 자율성, 뇌신경이나 척수신경 또는 상호 지배의유무 등 다양한 형태로 나타난다.

**정답** 1 ① 2 ① 3 ④ 4 ②

## 0005

민무늬근육이 효과기라면 그 반사는?

① 같은쪽 ② 반대쪽 ③ 체성 ④ 자율성 ⑤ 단일시냅스

✣ **문헌** 이영돈 외, 해부생리학, 라이프사이언스, 2007, p.224

## 0006

신경세포(신경원)를 이루는 구조로 옳은 것은?

**보기**

가. 넛슬소체 나. 랑비에결절 다. 말이집(수초) 라. 하버스관

① 가, 나, 다 ② 가, 다 ③ 나, 라 ④ 라 ⑤ 가, 나, 다, 라

✣ **문헌** 한국해부생리학 교수협의회, 인체해부학, 현문사, 2007, p.386

## 0007

심장의 외적 신경지배를 설명한 것이다. (A), (B), (C)의 내용으로 옳은 것은?

**보기**

굴심방결절(동방결절)과 방실결절의 ( A )신경 자극은 심박출량을 증가시키고, ( B )신경 자극은 ( C )(을)를 줄여서 심박출량을 감소시킨다.

| | ① | ② | ③ | ④ | ⑤ |
|---|---|---|---|---|---|
| A | 교감 | 교감 | 부교감 | 중추 | 척수 |
| B | 체성 | 부교감 | 교감 | 말초 | 척골 |
| C | 심박동수 | 심박동수 | 심박동수 | 호흡량 | 호흡량 |

✣ **문헌** 이성호 외, 인체해부학, 현문사, 2005, p.237

## 0008

뇌부에 있는 미주신경의 부교감신경섬유가 분포하는 부위로 옳은 것은?

① 혀의 뒤 1/3부위 ② 눈물샘(누선) ③ 심장

④ 턱밑샘(악하선) ⑤ 귀밑샘(이하선)

✣ **문헌** 최인장 외, 인체해부학, 메디컬코리아, 2006, p.324

### 해설

**0005**

- 반사는 같은쪽이나 반대쪽, 체성이나 자율성, 뇌신경이나 척수신경 또는 상호 지배의 유무 등 다양한 형태로 나타난다.

**0006**

- 신경세포(신경원)를 이루는 구성요소는 넛슬소체, 랑비에결절, 말이집(수초), 슈반세포 등이 있다.

**0007**

- 심장의 흥분충동 전도계의 외적 조절은 자율신경계에 의해서 이루어지며 심박동율과 심박출량은 신체의 생리적 변화에 따라 조절된다.

**0008**

- 미주신경의 부교감신경섬유는 기관지와 소화관의 평활근, 췌장 및 심장에 분포한다.



**정답** 5 ④ 6 ① 7 ② 8 ③

핵심문제

해설

0009

- 외배엽에서 발생하는 것은 주로 피부의 표피와 감각기 및 신경계의 주요 성분으로 형성된다.

0009

외배엽에서 발생하는 기관으로 옳은 것은?

보기
가. 표피　나. 호흡기　다. 신경세포　라. 결합조직

① 가, 나, 다　② 가, 다　③ 나, 라　④ 라　⑤ 가, 나, 다, 라

✣ 문헌 한국해부생리학 교수협의회, 인체해부학, 현문사, 2007, p.69

0010

- 뇌하수체는 기능이나 발생학적으로 서로 다르다. 즉 전엽은 태생기 구강천장에서 파생된 상피조직이며, 후엽은 간뇌의 밑바닥에서 형성되어 신경뇌하수체라 부른다.

0010

뇌하수체의 해부학적 특징으로 옳은 것은?

보기
가. 나비뼈(접형골)의 터키안에 들어 있다.
나. 전엽이 약 75%를 차지한다.
다. 전엽은 태생기 구강천장에서 파생된 상피조직이다.
라. 후엽은 신경부와 누두로 구분된다.

① 가, 나, 다　② 가, 다　③ 나, 라　④ 라　⑤ 가, 나, 다, 라

✣ 문헌 한국해부생리학 교수협의회, 인체해부학, 현문사, 2007, p.360

0011

- 신경세포(신경원)는 신경계의 기본단위로 물리적, 화학적 자극에 반응하는 흥분성과 이를 다른 조직에 전달하는 전도성을 지닌 기능적 단위이다.

0011

신경계의 구조적, 기능적인 단위로 옳은 것은?

① 말이집(수초)　② 신경세포(신경원)　③ 가지돌기(수상돌기)
④ 단극신경원　⑤ 신경집(신경초)

✣ 문헌 한국해부생리학 교수협의회, 인체해부학, 현문사, 2007, p.385

0012

- 신경세포(신경원)의 해부학적 부위 : 랑비에(Ranvier)결절, 슈반(Schwann)세포, 닛슬(Nissl)소체, 축삭, 가지돌기(수상돌기) 등

0012

신경세포(신경원)의 해부학적 부위로 옳은 것은?

보기
가. 랑비에(Ranvier)결절　나. 슈반(Schwann)세포
다. 닛슬(Nissl)소체　라. 축삭

① 가, 나, 다　② 가, 다　③ 나, 라　④ 라　⑤ 가, 나, 다, 라

✣ 문헌 한국해부생리학 교수협의회, 인체해부학, 현문사, 2007, p.386

정답 9 ② 10 ⑤ 11 ② 12 ⑤

## 0013

각각의 신경세포(신경원)가 서로 연결되는 부위명으로 옳은 것은?

① 말이집(수초 myelin sheath) ② 축삭(axon) ③ 연접(synapse)
④ 가지돌기(수상돌기 dendrite) ⑤ 신경속(fascicle)

✣ 문헌 한국해부생리학 교수협의회, 인체해부학, 현문사, 2007, p.389

## 0014

다음과 같은 특징을 갖는 간뇌의 부위로 옳은 것은?

보기
- 시상하구의 하부에 위치한다.
- 기저표면에는 회백융기와 유두체가 뚜렷하다.
- 자율신경계의 최고 중추이다.

① 시상 ② 시상하부 ③ 시상상부 ④ 시상후부 ⑤ 변연계

✣ 문헌 한국해부생리학 교수협의회, 인체해부학, 현문사, 2007, p.404

## 0015

척수의 하행성 전도로로 옳은 것은?

보기
가. 후삭척수로 나. 척수소뇌로 다. 척수시상로 라. 추체외로

① 가, 나, 다 ② 가, 다 ③ 나, 라 ④ 라 ⑤ 가, 나, 다, 라

✣ 문헌 한국해부생리학 교수협의회, 인체해부학, 현문사, 2007, p.427

## 0016

간뇌에서 일어나는 뇌신경으로 옳은 것은?

보기
가. 후각신경(후신경) 나. 눈돌림신경(동안신경)
다. 속귀신경(내이신경) 라. 시각신경(시신경)

① 가, 나, 다 ② 가, 다 ③ 나, 라 ④ 라 ⑤ 가, 나, 다, 라

✣ 문헌 한국해부생리학 교수협의회, 인체해부학, 현문사, 2007, p.429

### 해설

**0013**
- 연접(synapse)부는 1개의 신경세포(신경원)의 신경돌기 말단이 다른 신경세포(신경원)의 신경세포체 또는 가지돌기(수상돌기)에 연접한다.

**0014**
- 형태상 시상하부는 중추신경계의 고위중추와 망상체 사이의 중요한 위치를 차지하고 있다.

**0015**
- 척수의 상행성 전도로: 후삭척수로, 척수소뇌로, 척수시상로
- 척수의 하행성 전도로: 피라미드로(추체로), 추체외로

**0016**
- 시각신경(시신경)은 간뇌에서 일어나(기시하여) 시각을 느낀다.

정답 13 ③ 14 ② 15 ④ 16 ④

핵심문제

해설

0017

• 연수에서 일어나는(기시하는) 신경 : 혀인두신경(설인신경), 미주신경, 더부신경(부신경), 혀밑신경(설하신경)

0018

• 목신경(경신경)이 8쌍으로 7개의 목뼈(경추)보다 1쌍이 더 많은 이유는 제1목신경(경신경)이 뒤통수뼈(후두골)와 제1목뼈(경추) 사이에서 출입하기 때문

0017

연수에서 일어나는 뇌신경으로 옳은 것은?

보기

가. 혀인두신경(설인신경)　　나. 미주신경
다. 더부신경(부신경)　　라. 시각신경(시신경)

① 가, 나, 다　② 가, 다　③ 나, 라　④ 라　⑤ 가, 나, 다, 라

✣ 문헌 한국해부생리학 교수협의회, 인체해부학, 현문사, 2007, p.429

0018

목신경(경신경)과 가슴신경(흉신경)의 수로 옳은 것은?

① 7쌍, 10쌍　② 7쌍, 12쌍　③ 8쌍, 10쌍　④ 8쌍, 12쌍　⑤ 10쌍, 12쌍

✣ 문헌 한국해부생리학 교수협의회, 인체해부학, 현문사, 2007, p.439

정답 17 ① 18 ④

# 중추신경계



중추신경계는 신경관이라는 배아의 외배엽성 구조에서 생겨나며 신경관은 배아의 등쪽면(배측면)에 있는 외배엽이 양쪽으로 융기하여 중심부가 깊어져 신경구가 되고 양쪽 융기는 신경관이 된다. 신경관이 변하여 뇌(brain)와 척수(spinal cord)를 만든다.

## 01 뇌

### 1) 뇌줄기(뇌간 Brain stem)

척수와 상위 뇌 중추를 연결시키는 모든 감각 및 운동신경섬유가 지나가는 뇌의 축과 같은 곳으로 숨뇌(연수), 다리뇌(교), 중간뇌(중뇌)로 나뉜다.

(1) 숨뇌(연수 medulla oblongata)

- 다리뇌(교)와 척수를 연결
- 생명유지에 중요한 자율성 및 운동 반사
- 피라밋로(추체로 pyramidal trace) : 앞 정중열 양측에 뼈대근(골격근)을 지배하는 운동 신경로
- 피라밋교차(추체교차 pyramidal decussation) : 피라밋로(추체로) 아래끝(하단)에 왼쪽과 오른쪽 섬유가 서로 교차하여 피라밋교차(추체교차)가 이루어져 있으며 이 부위에는 심장중추, 구토중추, 호흡중추, 삼킴(연하)중추 등이 있다.
- 올리브(olive) : 왼쪽과 오른쪽 측면에 있는 앞가쪽고랑(전외측구)과 뒤가쪽고랑(후외측구) 사이에 계란 모양으로 돌출되어 나온 부분
- 제1목뼈(경추부) 높이에서 나뉜다.
- 9, 10, 11, 12 뇌신경이 기시하는 핵
- 호흡중추 : 호흡운동 조절
- 심장중추
- 소화기중추 : 침(타액)분비중추, 흡반사중추, 씹기(저작), 삼킴(연하), 구토
- 눈중추 : 각막, 결막-눈감는 반사, 눈물액(누액)분비중추

(2) 다리뇌(교 pons)

- 중간뇌(중뇌)와 숨뇌(연수) 사이에 크게 튀어나온 부위로 여러 방향에서 드나드는 신경섬유들이 교차
- 중소뇌다리(middle cerebellar peoluncle) : 다리뇌(교)와 소뇌를 연결
- 5, 6, 7, 8 뇌신경이 기시하는 핵이 출현

(3) 중간뇌(중뇌 midbrain)

- 앞뇌와 뒤뇌(다리뇌, 소뇌)를 연결하는 뇌줄기(뇌간)의 잘록한 곳
- 대뇌 아래면 중앙에 위치
- 위고랑(상구), 아래고랑(하구)으로 나뉨
- 몸의 자세, 균형
- 눈알(안구)의 운동, 원근 조절
- 홍체의 조절, 조리개 역할
- 눈돌림신경핵(동안신경, 제3뇌신경), 도르래신경(활차신경, 제4뇌신경), 적핵(red nucleus) 등이 위치

### 2) 소뇌(Cerebellum)

- 다리뇌(교)와 숨뇌(연수)뒤에 위치하고 타원형으로 중앙부에 압축된 소뇌벌레(충부)와 가쪽(외측)으로 팽창된 2개의 소뇌반구로 이루어져 있다.
- 소뇌는 다리뇌(교)와 숨뇌(연수)의 등쪽(배측)에 있고 위끝(상단)에 대뇌반구가 덮여 있다.
- 소뇌의 무게는 120~130g
- 치아핵(치상핵) : 소뇌 반구의 소뇌핵으로 뼈대근(골격근)의 조정, 몸의 평형 담당
- 평형유지, 근육상태의 조절, 수의근 운동의 조절에 관여한다.

### 3) 대뇌(Cerebrum)

사이뇌(간뇌 diencephalon), 끝뇌(종뇌 telencephalon), 중간뇌(중뇌 mesencephalon)로 되어 있고 왼쪽과 오른쪽 대뇌반구로 이루어지며 사이뇌(간뇌)는 대뇌 반구 사

이에 끼어 있다.

(1) 대뇌겉질의 기능적 영역

- 운동영역(motor area)
  - 중심고랑을 따라 앞부분(중심앞이랑), 중심앞이랑(전회) 아래(하부)에서 신체상부 지배
  - 중심앞이랑(중심전회) 위(상부)에서 신체 아래 부위(하부) 지배
  - 전신의 뼈대근(골격근) 지배
  - 자세의 조정, 다리 관절의 굽힘(굴곡)지배
- 감각영역(sensory area)
  - 중심뒤이랑(중심후회)
  - 일반감각 : 압각, 통각, 온각, 촉각, 냉각
  - 특수감각 : 후각, 시각, 미각, 평행각
- 청각영역(auditory area)
  - 관자엽(측두엽) 위 부위(상부)
- 언어영역(speach area)
  - 가쪽고랑(외측구) 바로 앞의 이마엽(전두엽) 부위
- 시각영역(visual area)
  - 뒤통수엽(후두엽) 뒤끝(후단)에 있는 조거구의 주변
- 후각영역(olfactory area)
  - 관자엽(측두엽)의 앞쪽

(2) 대뇌의 내부 구조

대뇌는 뇌 중 가장 크며 뇌 전체 무게의 약 80%, 체중의 약 1/40

① 신경섬유

- 연합섬유(association fibers)
  - 겉질의 어느 한 부분에서 같은 대뇌 반구의 다른 부분으로 연결시켜주는 섬유
- 맞교차섬유(교련섬유 comissural fibers)
- 투사섬유(projection fibers)
  - 대뇌겉질과 척수 또는 뇌줄기(뇌간)에 있는 다른 목뼈(경추)들 사이를 연결하는 섬유

② 바닥핵(기저핵 basal nuclei)

- 각 대뇌 반구의 깊은 내부에 있는 회백질의 섬으로 대뇌겉질과 척수를 잇는 운동 및 지각로의 중간 정차장, 피라밋외로(추체외로계)의 중요한 중추로서 근육활동을 촉진 억제함으로써 수의 운동이 완만히 이루어지도록 지원한다.
- 구성
  - 속부위의(내부의) 속주머니(내낭 internal capsule)에 의해 둘러싸여 있으며 뇌출혈의 호발부위로, 임상에서 매우 중요한 부위이다.
  - 안쪽군 : 꼬리핵(미상핵 caudatus nucleus)
  - 가쪽군 : 렌즈핵(lentiform nucleus)
    조가비핵(피각 putamen)
    창백핵(담창구 globus pallidus)
- 기능
  - 줄무늬체(선조체 corpus stiatum)
  - 꼬리핵(미상핵), 조가비핵(피각), 창백핵(담창구) 사이에는 섬유연락이 있으므로 이들을 합쳐서 줄무늬체라 함
  - 뼈대근(골격근)의 운동과 긴장을 무의식적으로 조절

③ 줄무늬체(선조체)의 병변(lesion) : 운동기능의 장애가 초래

- Parkinson' s disease의 3대 징후
  - 운동못함증(운동부전 akinesia) : 운동시동과 목적이 있는 운동을 수행함에 있어서 장애가 나타남
  - 경직(rigidity)
  - 떨림(진전 tremor) : 자세를 유지하는 부위의 길항근이 서로 율동적으로 교대로 수축함으로 나타나는 불수의 운동
- 무도병(chorea)
  - 꼬리핵(미상구)이나 조가비핵(피각)의 위축으로 나타나고 불수의 과잉운동이 빠르고 불규칙적으로 나타남

(3) 사이뇌(간뇌 diencephalon)

제3뇌실과 왼쪽과 오른쪽에 있는 두 시상에 의해 구성되는 대뇌 반구와 중간뇌사이의 부분에 있고 제3뇌실의 양측벽을 이루고 있다. 즉 제3뇌실을 중심으로 하여 그 둘레에 위치한다.

① 시상뇌(thalamencephalon)

- 사이뇌의 일부로 제3뇌실의 가쪽벽에 있는 계란 모양의 회백질로서 시상, 시상후부, 시상상부 등으로 이루어진다. 가쪽은 뇌량을 향함
- 시상후부(metathalamus) : 뇌줄기(뇌간)의 뒤가쪽(후외측)에 돌출한 2개의 융기
  - 안쪽 무릎체(내측슬상체 medial geniculate body) : 청각중추
  - 가쪽 무릎체(외측슬상체 lateral geniculate body) :

시각중추
- 시상상부(epithalamus) : 제3뇌실의 아래 벽을 이루고 시상의 아래위 안벽에 위치
  - 솔방울샘(송과체 pineal body) : 성기능에 관하여는 내분비샘
  - 고삐삼각(수강삼각 habenular trigone) : 후각에 관여하는 섬유로 구성
  - 뒤맞교차(후교련 posterior commissure)
- 시상하부(hypothalamus) : 자율신경계의 최고의 중추
  - 자율기능 조절
  - 뇌하수체 호르몬 분비 조절
  - 식욕, 성욕 등의 본능적 욕구 일으킴(생식기능조절)
  - 체온조절 : 정상체온 유지
  - 기쁨충족 중추
- 시상의 기능 : 유즙분비촉진, 자궁평활근 수축, 수분재흡수 증가, 항이뇨작용 등

(4) 끝뇌(종뇌 telencephalon)
- 뇌 중에서 가장 뚜렷한 부분으로 세로틈새(대뇌종열)라는 깊은 골에 의해 왼쪽과 오른쪽 대뇌반구로 갈라지고 맞교차섬유(교련섬유)에 의해 서로 연결된다.
- 깊은 골을 틈새(열), 좀 얕은 골을 고랑(구)이라 하며 뇌틈새(열)와 뇌고랑은 각 반구를 엽으로 나누는 경계선으로 삼으며 끝뇌(종뇌)가 접하고 있는 머리뼈(두개골)에 따라 이마엽(전두엽), 마루엽(두정엽), 관자엽(측두엽) 및 뒤통수엽(후두엽)으로 나눈다.

## 02 척수(Spinal cord)

### 1) 구조
- 긴 원주상의 신경조직으로 척주관내에 있으며 위로는 숨뇌(연수)와 직접 연결
- 제1목뼈(경추)신경~제2허리뼈(요추) 높이까지 계속
- 척수의 굵기
  - 전체가 같지 않고 위아래(상하)에 팽대부가 있다.
  - 목(경)팽대부는 팔(상지)에 분포하는 신경이 출입하는 부분
  - 허리(요)팽대부는 다리(하지)에 분포하는 신경이 출입하는 부분
- 척수는 3층
- 중앙부에 H자형의 회백질부와 둘레에 백질부(white matter)로 되어 있다.
- 중심관은 뇌실로 이어지는 관(뇌척수액으로 채워진다.)
- 회백질부(신경섬유)
  - 앞뿔(전각) : 운동신경세포 분포
  - 뒤뿔(후각) : 지각신경세포 분포(감각신경)
  - 가쪽뿔(측각) : 앞뿔, 뒤뿔 사이에 자율신경세포 분포

### 2) 허리뼈천자(요추천자 Lumbar puncture)
- 중추신경계(CNS)의 손상유무 판별
- 제2허리뼈(요추) 아래 부위는 척수는 없고 뇌척수액(C.S.F)만 떠있는 부위로 이 부위에 주삿바늘을 넣어 뇌척수액 채취

### 3) 척수신경
- 목신경(경신경 cervical nerve) : 8(C1~C8)
- 가슴신경(흉신경 thoracic nerve) : 12(Th1~Th12)
- 허리신경(요신경 lumbar nerve) : 5(L1~L5)
- 엉치신경(천신경 sacral nerve) : 5(S1~S5)
- 꼬리신경(미골신경 coccygeal nerve) : 1(Co)
- 기시부 : 척수감각, 운동의식
- 분포 : 피부, 뼈대근, 관절
- 기능 : 감각운동, 땀샘분비

(1) 목신경얼기(경신경총 cervical nerve plexus)
- 제1에서 제4목신경의 앞가지(전지)로 구성
- 목 부근에 존재
- 가로막(횡격막) 분포 → 가로막신경(횡격신경) → 제3, 4, 5목신경에서 지배

(2) 팔신경얼기(완신경총 brachial plexus)
- 제5~제8목신경, 제1가슴신경
- 겨드랑(액와)신경 : 제5~제6목신경 - 삼각근 어깨가쪽, 소원근과 삼각근의 운동지배 및 상완 외측부에 있는 피부감각을 지배한다.
- 근육피부신경 : 제5~제7목신경 - 위팔두갈래근(상완이두근), 위팔근(상완근)지배
- 정중신경 : 아래팔굽힘(전완굴근)지배
- 자신경 : 손바닥의 작은근에 분포
- 노신경 : 팔의 모든 신경 지배

(3) 가슴신경(thoracic nerves)

- 신경얼기를 만들지 않는다.
- 12쌍의 가슴신경 뒷가지(후지)는 가슴(흉부)의 뒷벽과 배벽의 피부에 분포하고, 앞가지는 갈비뼈 사이에 분지하므로 갈비사이신경이라고 한다.
- 제12갈비신경은 갈비뼈 아래에 위치하므로 갈비뼈아래신경이라고 한다.

(4) 허리신경얼기(요신경총 lumbar plexus)

- 제1~제4허리신경의 앞가지(전지)로 구성, 뒷배벽(후복벽)에 위치
- 넙다리신경(대퇴신경) : 허리신경얼기(요신경총) 중 가장 큰 신경이다.
- 폐쇄신경 : 골반(제2~4)
- 음부 넙다리신경 : 샅고랑(서혜부) 외부 생식기(제1~2 허리신경)

(5) 엉치신경얼기(천골 신경총 sacral plexus)

- 제5허리신경~제3엉치신경
- 궁둥신경 : 인체에서 가장 굵고 길며 가장 큰 신경
- 정강신경 : 장단지 근육운동, 장단지 발목 피부
- 온종아리신경 : 발목의 벌림(외전), 다리의 가쪽(외측)과 발의 가쪽(외측)
- 위, 아래볼기신경 : 볼기근 근육
- 음부신경 : 샅(회음부), 음낭, 음순, 음경, 항문, 바깥항문조임근(외항문괄약근), 피부

(6) 꼬리신경얼기(미골 신경총 coccygeal plexus)

제4~5엉치신경+꼬리신경(제4~5천골) 항문주위 피부에 분포

## 03 뇌실(Ventricles of brain)

- 뇌척수액(cerebrospinal fluid)으로 차 있는 4개의 공간(cavity)
- 2개의 가쪽뇌실 : 대뇌 반구의 심부에 위치하는 왼쪽과 오른쪽 두개의 뇌실
- 제3뇌실 : 가쪽뇌실 정중에 있는 하나의 뇌실
- 제4뇌실 : 다리뇌(교)와 숨뇌(연수) 뒤에 위치하고 점차 가늘어져 척수의 중심관과 연결

## 04 뇌척수액(cerebrospinal fluid, CSF)

### 1) 생산과 재흡수

- 가쪽뇌실과 셋째뇌실의 맥락얼기(choroid plexus)에서 1일 45~130cc 분비되고, 정맥동에 의해 재흡수된다.
- 뇌척수액의 양 : 130~150mL

### 2) 순환경로

가쪽뇌실의 맥락얼기 → 셋째뇌실 → 넷째뇌실 → 거미막밑공간(지주막하강) → 거미막융모(지주막융모) → 위시상정맥로

## 05 수막(뇌척수막 Meninges)

- 뇌와 척수를 싸는 3겹의 막
- 3층 구조 : 경질막, 거미막(지주막), 연질막으로 구성

### 1) 경질막(Duramator)

- 뇌신경막은 머리뼈안(두개강)의 내면을 덮는 뼈막과 밀착
- 대뇌낫(대뇌겸 falx cerbri) : 왼쪽과 오른쪽 대뇌 반구를 분리하는 경질막 안엽
- 소뇌천막(tentorium cerebelli) : 대뇌와 소뇌 사이에 끼어서 대뇌뒤엽과 소뇌를 경계

### 2) 경질막위안

- 척수경막과 뼈막 사이의 빈 공간으로 정맥, 림프관, 지방이 들어 있다.
- 경막아래안 : 림프액이 들어 있다.

### 3) 거미막(지주막 Arachnoid mater)

혈관이 없는 얇은 중간의 막

### 4) 거미막아래안(지주막하강)

CSF가 들어 있으며 넷째뇌실과 교통

### 5) 연질막(Piamater)

얇으나 혈관이 풍부한 막, 척수와 뇌의 표면에 밀착

## 06 주요 전도로(Major nervous pathway)

**1) 오름전도로(상행성 전도로 Ascending pathway, sensory pathway)**

- 신체의 표면과 심부에서 자극을 받아 대뇌의 겉질까지 전달(감각장치와 자극전달)
- 외계 감수기 : 외계 환경변화 감지, 즉 피부와 몸안 내면의 지각, 시각, 청각, 후각, 미각을 받아들임
- 내계 감수기 : 각종 내장의 자극을 받는 내장 감수기
- 자기 감수기 : 일명 고유체의 감각 수용기, 근육, 힘줄(건), 근막, 뼈막(골막), 평형기 등의 자극 감지

**2) 내림전도로(하행성 전도로 Decending pathway, motor pathway)**

수의근을 조절하는 운동성 전도로 대뇌겉질을 포함하는 고유 운동중추로부터 척수까지 하행

**3) 말초신경계(Peripheral nervous system)**

- 뇌신경(cranial nerve), 척수신경(spinal nerve), 자율신경계(autonomic nervous system)로 구성
- 뇌신경(cranial nerve)
  - 12쌍으로 구성
  - 기능상 운동성, 지각성, 운동성과 지각성을 동시에 가지는 혼합성으로 구분
  - 위치하는 순서에 따라 로마 숫자로 표기
  - I후각신경(olfactory nerves) : 지각신경, 냄새 감각
    * 코안 점막의 후각세포(olfactory cell) → 벌집뼈(사골)의 사파 → 후각망울(후구) → 후각로(후삭) → 후각중추
  - II시각신경(optic nerves) : 지각신경, 시각
    * 안구 망막의 시세포 → 시신경 → 시각교차(시신경교차) → 시각로(시삭) → 가쪽무릎체(외측슬상체) → 시각로부챗살(시방사) → 시각중추
  - III눈돌림신경(동안신경 oculomotor nerve) : 운동신경, 눈운동, 동공의 크기 조절, 광선 조절, 안근의 분포
  - IV도르래신경(활차신경 trochlear nerve) : 운동신경, 눈운동, 안구의 위빗근(상사근)에 분포
    * 안구망막의 시세포 → 시신경 → 시각교차(시신경교차) → 시각로(시삭)
  - V삼차신경(trigeminal nerve) : 혼합신경, 머리, 얼굴의 감각, 저작운동, 근육감각
    * 눈신경(opthalmic nerve) : 안구, 결막, 앞이마, 코점막 등에 분포 → 지각신경
    * 위턱신경(maxillary nerve) : 정원공을 빠져나옴. 아래눈꺼풀(하안검), 윗니, 뺨, 입천장(구개), 윗입술, 위턱뼈동굴(상악동)에 분포
    * 아래턱신경(mandibular nerve) : 운동, 저작신경, 타원구멍(난원공)을 빠져 나옴
    * 운동신경 : 씹기근(저작근){깨물근(교근), 관자근(측두근), 안쪽 및 가쪽날개근(내측 및 외측의 돌근)}을 지배
    * 지각신경 : 관자부위(측두부), 바깥귀(외이), 뺨, 아랫입술, 턱, 입안(구강)점막, 아랫니, 혀의 전방 2/3
    * 아래이틀신경(하치조신경 inferior alveolar nerve) : 아랫니에 지각섬유
    * 혀신경(설신경 lingual nerve) : 혀의 가쪽아래(외하)방에서 혀끝까지 지각을 지배. 고실끈신경(고삭신경 chorda tympani)과 교통, 턱밑샘(악하선), 혀밑샘(설하선) 분비 작용
  - VI갓돌림신경(외전신경 abducens nerve) : 운동신경, 안구를 벌림(외전)시킴, 안구의 가쪽(외측)을 지배
  - VII얼굴신경(안면신경 facial nerve) : 혼합신경
    * 표정근 지배 → 운동신경
    * 고실끈신경(고삭신경 chorda tympani)으로 되어 혀(설)신경과 교통
    * 부교감섬유 → 혀밑샘(설하선), 턱밑샘(악하선), 눈물샘(누선) 등에 분포
  - VIII속귀신경(내이신경 acoustic nerve) : 지각신경
    * 달팽이신경(와우신경 cochlear nerve) → 청각
    * 안뜰신경(전정신경 vestibular nerve) → 몸의 평형
  - IX혀인두신경(설인신경 glossopharyngeal nerve) : 혼합신경, 미각(혀뒤 1/3), 삼킴운동(연하운동), 혈압반사 조절
  - X미주신경(vagus nerve) : 혼합신경, 가슴(흉부), 배(복부)의 내장에 분포 → 대부분은 부교감섬유로 구성
    * 운동섬유 : 후두근, 물렁입천장(연구개), 인두의 근 지배
    * 일반지각섬유 : 후두, 식도, 기관지, 심장, 배(복부)의 내장, 점막의 지각 감지
    * 특수지각섬유 : 후두덮개 근망의 혀에 분포

* 부교감섬유 : 가슴(흉부), 배(복부) 장기의 민무늬근(평활근)과 샘에 분포

- XI더부신경(부신경 accessory nerve) : 운동신경, 어깨운동에 관여
- XII혀밑신경(설하신경 hypoglossal nerve) : 운동신경, 혀의 근육에 분포

**4) 요약**

- 지각신경 : 1, 2, 8번
- 운동신경 : 3, 4, 6, 11, 12번
- 안구운동에 관여 : 3, 4, 6번
- 최소신경 : 4번
- 최대신경 : 5번
- 미각지배신경 : 7, 9, 10번
- 부교감섬유(신경) : 3, 7, 9, 10번

## 0001

뇌척수막으로 옳은 것은?

| 보기 | | | |
|---|---|---|---|
| 가. 경질막 | 나. 거미막 | 다. 연질막 | 라. 기저막 |

① 가, 나, 다　② 가, 다　③ 나, 라　④ 라　⑤ 가, 나, 다, 라

✣ **문헌** 이영돈 외, 해부생리학, 라이프사이언스, 2007, p.191

## 0002

뇌척수막의 표면에서부터 깊은 쪽으로 차례로 옳은 것은?

| 보기 | | |
|---|---|---|
| a. 경질막 | b. 거미막 | c. 연질막 |

① a → b → c　② a → c → b　③ b → a → c
④ b → c → a　⑤ c → a → b

✣ **문헌** 이영돈 외, 해부생리학, 라이프사이언스, 2007, p.192

## 0003

신경계통과 내분비계통의 활동을 통합 조절하는 곳은?

① 뇌줄기　② 시상　③ 시상하부　④ 대뇌　⑤ 소뇌

✣ **문헌** 이영돈 외, 해부생리학, 라이프사이언스, 2007, p.209

## 0004

갈증과 배고픔을 감지하는 부위로 옳은 것은?

① 뇌줄기　② 시상　③ 시상하부　④ 대뇌　⑤ 소뇌

✣ **문헌** 이영돈 외, 해부생리학, 라이프사이언스, 2007, p.209

### 해설

**0001**
- 중추신경계통은 뇌척수막으로 싸여 있으며 뇌척수막은 경질막, 거미막, 연질막의 세 층으로 구성되어 있다.

**0002**
- 뇌척수막은 경질막, 거미막, 연질막의 순으로 세 층으로 구성되어 있다.

**0003**
- 시상하부는 자율신경계통을 조절하며 신경계통과 내분비계통의 기능을 통합하여 조절하는 중요한 기능을 갖고 있다.

**0004**
- 시상하부의 기능
  - 자율신경계통의 조절로 내장기관 조절
  - 내장기관에서 오는 감각의 해석
  - 항상성을 유지하기 위한 두 조절계통의 조화
  - 갑작스런 위험이나 공포에 대한 생체반응 조절
  - 갈증과 배고픔 조절
  - 각성과 수면의 조절
  - 성적 반응 조절
  - 체온조절

**정답**　1 ①　2 ①　3 ③　4 ③

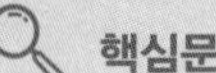 핵심문제

**0005**

뇌에서 가장 큰 부위로 옳은 것은?

① 뇌줄기 ② 시상 ③ 시상하부 ④ 대뇌 ⑤ 소뇌

✣ **문헌** 이영돈 외, 해부생리학, 라이프사이언스, 2007, p.209

**0006**

3번 뇌신경의 이름으로 옳은 것은?

① 시각신경 ② 도르래신경(활차신경) ③ 혀인두신경(설인신경)
④ 눈돌림신경(동안신경) ⑤ 미주신경

✣ **문헌** 이영돈 외, 해부생리학, 라이프사이언스, 2007, p.210

**0007**

목의 척추뼈 수와 척수신경의 수로 옳은 것은?

| | ① | ② | ③ | ④ | ⑤ |
|---|---|---|---|---|---|
| 척추뼈 수 | 6 | 6 | 7 | 7 | 8 |
| 척수신경 수(쌍) | 7 | 8 | 8 | 9 | 10 |

✣ **문헌** 이영돈 외, 해부생리학, 라이프사이언스, 2007, p.213

**0008**

가슴의 척추뼈 수와 척수신경의 수로 옳은 것은?

| | ① | ② | ③ | ④ | ⑤ |
|---|---|---|---|---|---|
| 척추뼈 수 | 10 | 10 | 12 | 12 | 14 |
| 척수신경 수(쌍) | 10 | 12 | 12 | 14 | 16 |

✣ **문헌** 이영돈 외, 해부생리학, 라이프사이언스, 2007, p.213

**해설**

**0005**

• 대뇌는 뇌의 가장 큰 부위로 창조적, 지적, 과학적인 능력을 조절하는 구조이다.

**0006**

• 시각신경은 2번, 도르래신경(활차신경)은 4번, 혀인두신경(설인신경)은 9번, 미주신경은 10번이다.

**0007**

• 목의 척추뼈는 7개이며 척수신경은 8쌍이다.

**0008**

• 가슴의 척추뼈는 12개이며 척수신경은 12쌍이다.

**정답** 5 ④ 6 ④ 7 ③ 8 ③

## 0009

허리와 엉치부의 척수신경 수로 옳은 것은?

① 3쌍 ② 4쌍 ③ 5쌍 ④ 6쌍 ⑤ 7쌍

✣ 문헌 이영돈 외, 해부생리학, 라이프사이언스, 2007, p.213

## 0010

가슴(흉부) 및 배부위(복부)의 내장까지 분포하며 대부분 부교감신경섬유로 구성된 뇌신경은?

① 벌림신경(외전신경) ② 미주신경 ③ 혀밑신경(설하신경)
④ 더부신경(부신경) ⑤ 도르래신경(활차신경)

✣ 문헌 한국해부생리학 교수협의회, 인체해부학, 현문사, 2007, p.435

## 0011

척수신경얼기(척수신경총)로 옳은 것은?

**보기**
가. 목신경얼기(경신경총) 나. 팔신경얼기(완신경총)
다. 허리신경얼기(요신경총) 라. 엉치신경얼기(천골신경총)

① 가, 나, 다 ② 가, 다 ③ 나, 라 ④ 라 ⑤ 가, 나, 다, 라

✣ 문헌 한국해부생리학 교수협의회, 인체해부학, 현문사, 2007. p.441

## 0012

부교감신경의 효과로 옳은 것은?

**보기**
가. 콩팥(신장)수축 나. 기관지분비 증가
다. 방광조임근 이완 라. 눈물샘(누선)분비 증가

① 가, 나, 다 ② 가, 다 ③ 나, 라 ④ 라 ⑤ 가, 나, 다, 라

✣ 문헌 한국해부생리학 교수협의회, 인체해부학, 현문사, 2007, p.449

## 해설

**0009**
• 허리와 엉치부의 척추뼈는 5개씩 이며 척수신경은 5쌍씩 이다.

**0010**
• 주로 연하, 발성 및 내장기능에 관여하고 연수의 옆과 혀인두신경(설인신경) 아래에서 나와 혀인두신경(설인신경)을 따라 목정맥구멍(경정맥공)을 통해 두개강을 나온다.

**0011**
• 목신경얼기(경신경총)와 팔신경얼기(완신경총)를 합쳐서 목팔신경얼기(경완신경총)라고 하며, 허리신경얼기(요신경총)와 엉치신경얼기(천골신경총)를 합쳐서 허리엉치신경얼기(요천골신경총)라고 한다.

**0012**
• 콩팥(신장)의 수축, 방광벽 수축 등에 관여한다.



정답 9 ③ 10 ② 11 ⑤ 12 ⑤

핵심문제

해설

0013

• 부교감신경은 뇌신경부의 눈돌림신경(동안신경), 얼굴신경(안면신경), 혀인두신경(설인신경), 제2천수부, 제4천수부 등에서 지시한다.

0014

• 8쌍의 목신경(경신경) 중 제1신경은 두개골과 환추 사이에서 나오고, 제2에서 7신경은 그와 일치하는 경추의 위에서 나온다. 제8경신경은 제7경추 밑에서 나온다. 12쌍의 가슴신경(흉신경)중 앞 1차가지는 늑골 사이에 분포하기 때문에 늑간신경이라 하고, 제12흉신경은 제12늑골아래에 있기 때문에 늑하신경이라고 한다.

0015

• 뇌척수액의 순환경로:
가쪽뇌실 → 셋째뇌실 → 넷째뇌실 → 거미막융모 → 위시상정맥로

0016

• 대뇌 겉질에서 언어영역이 위치하는 부위는 외측구 바로 앞의 전두엽 부위이다.

0017

• 종말끈은 척수의 아래 끝 부위를 꼬리뼈에 부착시켜 준다.

**0013**

부교감신경의 절전섬유가 시작되는 부위로 옳은 것은?

보기
가. 흉수부　나. 뇌신경부　다. 요수부　라. 천수부

① 가, 나, 다　② 가, 다　③ 나, 라　④ 라　⑤ 가, 나, 다, 라

✣ 문헌 강기선 외, 인체해부학, 고문사, 1996, p.465

**0014**

척수신경의 기능에 관한 설명이다. (A)와 (B)의 숫자로 옳은 것은?

보기
8쌍의 목신경(경신경)은 두피, 목, ( A )의 기능에 관여하고, 12쌍의 가슴신경(흉신경)은 ( B )을 통제하고 호흡, 기침과 관련된 근육을 관장한다.

① A : 귀 움직임　B : 하지근육
② A : 하지　B : 하지근육
③ A : 어깨와 팔　B : 복부근육
④ A : 흉부　B : 하지근육
⑤ A : 흉부　B : 등근육

✣ 문헌 박희진 외, EMT기초의학, 현문사, 2010, p.154

**0015**

뇌척수액의 순환경로이다. (　)안에 옳은 것은?

보기
가쪽뇌실 → 셋째뇌실 → 넷째뇌실 → (　) → 위시상정맥로

① 둘째뇌실　② 다섯째뇌실　③ 아래시상뇌실　④ 안쪽뇌실　⑤ 거미막융모

✣ 문헌 한국해부생리학 교수협의회, 인체해부학, 현문사, 2007, p.427

**0016**

대뇌 겉질에서 언어영역의 위치하는 부위는?

① 뇌중앙부위　② 대공부위　③ 측두엽　④ 이마엽　⑤ 후두엽

✣ 문헌 노민희 외, 새용어해부학, 정담미디어, 2010, p.316

**0017**

척수의 아래 끝을 고정하고 있는 구조로 옳은 것은?

① 종말끈　② 섬유끈　③ 말총　④ 치아인대　⑤ 척수원뿔

✣ 문헌 이영돈 외, 해부생리학, 라이프사이언스, 2007, p.214

정답 13 ③　14 ③　15 ⑤　16 ④　17 ①

# 근육계

## 01 근육의 형태와 기능

- 근육은 인체조직 중에서 수축성이 강한 조직이다.
  - 수의근(voluntary muscle) : 뼈대근(골격근 skeletal M.), 뼈에 붙어 관절, 표정 및 씹기(저작) 등의 운동에 관여한다.
  - 불수의근(involuntary muscle) : 가로무늬근(횡문근 striated M.)으로 대표적인 근육은 심근(cardiac M.)이다. 내장벽에 분포하고 심장에 국한되어 존재한다.
- 근세포, 근섬유가 모여 형성되어 있다.
- 하나의 근육은 근육 바깥막에 의해 싸여 있다.
- 힘줄(건)에 의해 뼈와 연결되어 있다.

## 02 근육의 발생(Development of muscles)

- 특수감각기에 있는 일부 근육을 제외하고는 중배엽에서 발생
  - 팔다리(사지), 머리목(두경)근육 → 중간엽(간엽 mesenchyme) : 태생기의 결합조직
  - 몸통부분 근육 → 근육마디(근절 myomere) : 근육사이(근간) 결합조직
  - 민무늬근(평활근 smooth muscle) → 근판(myotome) → 가쪽층(외측판 lateral plate)
  - 요생식기 → 중간층(근판의 intermediate plate)

## 03 근육의 구조(Structure of muscle)

### 1) 뼈대근(골격근 Skeletal M.)

- 뼈대근(골격근)을 이루는 근세포 또는 근섬유 등의 모양과 원주상이며, 길이는 약 3cm, 두께 10~100㎛이다.
- 근세포는 세포막인 횡문근형질막(근초)으로 온통 싸여 있고, 핵(nucleus)은 여러 개가 있으며, 일반적으로 납작한 타원형의 것들이 세포막 바로 밑에 불규칙하게 배열되어 있다.
- 세포질인 근육세포질(근형질 sarcoplasm) : 근 안에 근원섬유 골지체, 사립체(미토콘드리아 mitochondria), 당원과립 등이 있다.
- 근원섬유(myofibril)
  - thick(myosin) filament
  - thin(actin) filament
- 암대(A band) : 근원섬유를 가로지르는 어두운 띠, myosin filament로 구성
- 명대(I band) : 근원섬유를 가로지르는 밝은 띠, actin filament로 구성
- Z선(Z line, Z band) : I band의 중앙에 위치하고 약간 어두운 부분
- H역(H zone) : A band의 중앙부위에 위치하고 thick filament만이 있다.

### 2) 근원섬유마디(근절 Sarcomere)

Z선과 Z선 사이의 근 전섬유 부분. 근 세포의 구조상, 기능상 단위

### 3) 심장근(Cardiac muscle)

- 이완성, 전도성, 율동성, 수축성이 있다.
- 심근을 이루는 근세포는 뼈대근(골격근)의 것보다 짧고(100~150㎛), 가늘며(지름 9~12㎛), 대체로 원주상이다.
- 핵은 근세포 중앙부에 보통 1개씩 있으며, 근육세포질(근형질), 사립체, 당원과립 등이 뼈대근(골격근)보다 많다.
- 근원섬유는 뼈대근(골격근)과 같이 명대와 암대가 교대로 배열되어 가로무늬(횡문)를 이루나 심근은 우리의 뜻대로 조절하지 못하는 가로무늬불수의근(striated involuntary muscle)이다.
- 심근세포가 이어지는 경계는 계단상으로 되어 있어 이를 사이원반(윤반 intercalated discs)이라고 한다.

### 4) 민무늬근(평활근 Smooth muscle)

- 근세포의 크기가 일정치 않으며 배열이 방추상이다.
- 핵은 중앙에 1개씩 있으며 가로무늬가 보이지 않기 때

문에 민무늬근(평활근)이라고 불린다.

- 근원섬유를 구성하는 필라멘트의 수가 적고 배열이 불규칙하기 때문에 수축경과가 느리고 수축벽이 약하다.
- 내장 민무늬근육(평활근) : 방광이나 소화기관의 벽을 이룬다.
- 다단위 민무늬근육(평활근) : 혈관의 벽이나 눈의 홍채에 있다.

### 5) 근의 부속기(Accessory organs of muscles)(뼈대근을 중심)

(1) 근막(fascia)

- 피부밑(피하)에 있는 작은 근을 제외한 모든 근들을 싸고 있는 질긴 섬유막으로서 3종이 있다.
  - 피부밑근막(피하근막 subcutaneous fascia) : 피부와 근 사이에서 많은 근을 한꺼번에 전체를 싸는 것
  - 심근막(deep fascia) : 근을 받치고 있는 막
  - 근육사이 중격(intermuscular septum) : 서로 작용이 뚜렷이 다른 근들을 경계 짓고 있는 근막

(2) 윤활주머니(활액낭 bursa)

근 또는 힘줄(건)과 뼈 사이에 끼어 있는 결합조직성 주머니로 윤활액(활액)이 들어 있어, 근육의 마찰을 감소시키고 근육운동을 원활히 해준다.

(3) 도르래(활차 trochlea)

급히 방향을 바꿀 때 힘줄(건)을 그 자리에 고정시키고 그 속에서 운동하기 쉽게 하는 섬유성 구조 ex) 안근 : 위빗근(상사근)

(4) 건(힘줄 tendon)

뼈대근(골격근)의 양 끝을 이루는 조밀한 결합조직으로 뼈막에 부착되며 주머니 모양의 힘줄윤활막(건초)에 의해 보호되어 있다. ex) 무릎(슬개) 인대, Achilles tendon

(5) 종자뼈(Sesamoid bone)

- 힘줄과 뼈의 마찰을 줄이는 데 유용한 구조물.
  ex) 손바닥, 발바닥, 무릎관절(슬관 patella)

### 6) 머리부위(두부)의 근육(Muscles of the head)

(1) 눈의 외래근육(extrinsic muscles of eye)

- 눈알(안구)을 움직이는 6개의 근육과 안검을 올리는 근육으로 이루어져 있다.
- 위곧은근(상직근 superior rectus) : 눈돌림신경(동안신경)이 지배하고 눈알(안구)을 위로 당기거나 안쪽돌림(내측회전)
- 안쪽곧은근(내측직근 medial rectus) : 눈돌림신경(동안신경)이 지배하고 눈알(안구)의 안쪽돌림(내측회전)
- 아래곧은근(하직근 inferior rectus) : 눈돌림신경(동안신경)이 지배하고 눈알(안구)을 밑으로 당기거나 안쪽(내측) 및 가쪽돌림(외측회전)
- 가쪽곧은근(외측직근 lateral rectus) : 갓돌림신경(외전신경)이 지배하고 눈알을 가쪽돌림(외측회전)
- 위빗근(상사근 superior oblique) : 도르래신경(활차신경)이 지배하고 눈알을 밑으로 당기거나 안쪽(내측) 및 가쪽돌림(외측회전)
- 아래빗근(하사근 inferior oblique) : 눈돌림신경(동안신경)이 지배하고 눈알을 위로 당기거나 안쪽(내측) 및 가쪽돌림(외측회전)
- 위눈꺼풀올림근(상안검거근 levator palpebrae superioris) : 눈돌림신경(동안신경)이 지배하고 눈꺼풀(안검)을 위로 당긴다.

(2) 얼굴표정근(안면표정근 muscles of facial expression)

머리피부와 얼굴의 피부 밑에 위치하고 약 30개의 작은 근육으로 대부분 얼굴(안면) 표정에 작용한다.

(3) 씹기근(저작근 mastication muscle)

- 턱 관절을 움직이며 씹기(저작)에 관여하는 근육
- 깨물근(교근 masseter) : 아래턱신경(하악신경)의 지배를 받고 아래턱뼈(하악골)를 위앞부분(상전방)으로 당긴다.
- 관자근(측두근 temporal muscle) : 아래턱신경(하악신경)의 지배를 받고 아래턱뼈(하악골)를 위아래(상후방)로 당긴다.
- 안쪽날개근(내측익돌근 internal pterygoid) : 아래턱신경(하악신경)의 지배를 받고 아래턱뼈(하악골)를 위앞(상전방)으로 당긴다.
- 가쪽날개근(외측익돌근 external pterygoid) : 아래턱신경(하악신경)의 지배를 받고 아래턱뼈(하악골)를 아래

앞(하전방)으로 당기거나 왼쪽과 오른쪽(좌우)으로 움직인다.

### 7) 목부위(경부)의 근육(Muscles of the neck) (6개의 근으로 구성)

(1) 목뿔뼈(설골)를 움직이는 근육

- 목뿔위근(설골상근 suprahyoid m.)
  - 목뿔뼈(설골)와 아래턱뼈(하악골) 사이에 걸쳐 있는 4개의 근
  - 두힘살근(악이복근), 붓목뿔근(경돌설골근), 턱목뿔근(악설골근), 턱끝목뿔근(이설골근) : 삼킴운동(연하운동)에 중요한 역할, 특히 턱목뿔근(악설골근)은 입안(구강)의 바닥을 이룸
- 목뿔아래근(설골하근 infrahyoid m.)
  - 혀를 받치고 있는 목뿔뼈(설골) 및 복장뼈(흉골), 어깨뼈(견갑골) 사이를 잇는 작은 근(목신경지배)

(2) 머리부위(두부)와 목(경부)을 움직이는 근

- 척추앞근(전추골근 prevertebral muscle)
  - 목긴근(경장근) : 머리(두부)의 굽힘(굴곡)과 돌림(회전)
  - 머리가장긴근(두장근) : 머리(두부)의 굽힘과 돌림
  - 앞머리곧은근(전두직근) : 머리(두부)의 굽힘(굴곡)과 돌림(회전)
  - 가쪽머리곧은근(외측두직근) : 머리의 가쪽굽힘(외측굴곡)
- 척추뒤근(후추골근 postvertebral muscle)
  - 목뼈(경추)뒤면에 위치하고 몇 몇 근육은 목(경부)의 근이며 다른 근육은 심배근 위부위(상부)에 연결되어 있다.
  - 위머리빗근(상두사근) : 머리의 폄(신전)
  - 아래머리빗근(하두사근) : 머리의 폄(신전)과 돌림(회전)
  - 큰뒤머리곧은근(대후두직근) : 머리의 폄(신전)과 돌림(회전)
  - 작은뒤머리곧은근(소후두직근) : 머리의 폄(신전)
  - 머리판상근(두판상근) : 머리와 목(경부)의 폄(신전)과 돌림(회전)
  - 목판상근(경판상근) : 머리의 폄(신전)과 가쪽굽힘(외측굴곡)
- 가쪽척추근(외측추골근 lateral vertebral muscle)
  - 어깨올림근(견갑거근) 앞쪽에 있는 3개의 근
  - 목빗근(흉쇄유돌근 sternocleidomastoideus muscle) : 한측면으로는 머리(두부)의 굽힘(굴곡)과 돌림(회전), 양측면으로는 머리(두부)의 굽힘(굴곡)
  - 앞목갈비근(전사각근 anterior scalene muscle) : 제1갈비뼈(늑골)를 위로 당기거나 목(경부)의 가쪽굽힘(외측굴곡)
  - 중간목갈비근(중사각근 middle scalene muscle) : 제1, 2갈비뼈(늑골)를 위로 당기거나 가쪽굽힘(외측굴곡)
  - 뒤목갈비근(후사각근 posterior scalene muscle) : 제2갈비뼈(늑골)를 위로 당기거나 목(경부)의 가쪽굽힘(외측굴곡)

### 8) 입을 여는 데 관여하는 근

- 큰광대근(대관골근 zygomaticus major) : 입꼬리(구각)를 위로 당겨 웃을 때 작용
- 입꼬리내림근(구각하체근 depressor anguli oris) : 입꼬리(구각)를 밑으로 당겨 슬플 때의 표정을 짓게 한다.
- 작은광대근(소관골근 zygomaticus minor)
  - 위입술올림근(상순거상근 levator labii superioris) : 뒷입술에 주름을 잡아 부정적인 표현을 할 때
- 입꼬리당김근(소근 risorius) : 입을 옆으로 웃을 때 이를 모이게 하고 보조개(dimple)를 만든다.
- 위입술콧방울올림근(상순 비익거근 levator labii superioris alaeque nasi)
  - 코에 주름을 잡는 데 관여

### 9) 입을 다무는 데 관여하는 근

- 입둘레근(구윤근 orbicularis oris)
- 볼근(협근 buccinator)

### 10) 가슴(흉부)의 근육(Muscles of the thorax)

- 가슴우리(흉곽)에 붙어있는 근으로서 가슴안(흉강)의 용적을 증감시켜 호흡에 관여하는 구실을 한다.
- 얕은층가슴근(천흉근)
  - 호흡곤란이나 인공호흡 때는 이 근육들이 호흡근 역할을 한다.
  - 큰가슴근(대흉근 pectoralis major) : 부채꼴 모양으로 앞가슴벽(전흉벽) 피부밑(피하)에 있다. 유방은 이

근육의 근막 표면에 붙어 있는 일종의 피부샘이다.
- 작은가슴근(소흉근 pectoralis minor) : 큰가슴근(대흉근) 아래층에 있고 어깨뼈(견갑골)를 앞방향과 아래쪽으로 잡아당기는 작용을 한다.
- 앞톱니근(전거근 serratus anterior) : 어깨뼈(견갑골)를 가슴막(흉막)쪽으로 당기는 작용을 하며 호흡근으로도 중요하다.
- 빗장밑근(쇄골하근 subclavius)

• 깊은층 가슴근(심흉근)
- 직접 호흡운동에 관여
- 가슴우리(흉곽)에 붙어서 가슴우리(흉곽)를 수직적으로 확장 및 수축
- 허파(폐)로 공기의 출입상태 조절

• 가로막(횡격막 diaphragm)
- 가슴안(흉강)과 배안(복강) 사이에 펼쳐있는 호흡근
- 가로막(횡격막)에는 3군데의 구멍이 있다.
- 대동맥구멍 : 아래대동맥(하행대동맥), 기정맥, 가슴관(흉관), 교감신경 통과
- 대정맥구멍 : 아래대정맥(하대정맥)과 오른가로막신경(우횡격신경) 가지가 지나감
- 식도구멍 : 식도와 왼쪽과 오른쪽(좌우) 미주신경이 지나가며 가로막(횡격막)탈장이 잘 일어나는 부위.

• 갈비사이근(늑간근 intercostales) : 왼쪽과 오른쪽(좌우) 11쌍의 갈비사이근(늑간근)을 메우는 가슴근(흉근)으로 가슴안(흉강)의 용적을 증감시킨다.

• 바깥갈비사이근(외늑간근) : 들숨(흡기)운동에 작용하는 근육

### 11) 배부(복부)의 근육(Muscles of the abdomen)

• 피부(skin) → 얕은근막(천근막 superficial fascia)(피부밑지방층막성 근막) → 배바깥빗근(외복사근 external oblique) → 배가로근(복횡근 transverse abdominal m.) → 가로배근막(횡복근막 fascia transverse) → 복막바깥 지방층(복막외지방층 extraperitoneal fatty tissue) → 복막(peritoneum)

• 배곧은근(복직근 rectus abdominis)
- 정중선 양측을 종주하는 한 쌍의 장사변형의 판상근육

• 배바깥빗근(외복사근 obliquus externus abdominis)
- 최 가쪽(외측)의 사주근으로 수축시 배벽을 긴장시켜 배안(복강)의 내용물을 압박하게 된다.

• 배안쪽빗근(내복사근 obliquus internus abdominis)
- 배바깥빗근(외복사근) 아래쪽(하측)에 있고 갈비사이신경(늑간신경) 및 허리신경얼기(요신경총)의 가지가 분포한다.

• 배가로근(복횡근 transversus abdominus)
- 가쪽측복부의 최내층을 횡주하는 근육으로 늑간신경 및 요신경총의 가지가 분포한다.

• 허리네모근(요방형근 quadratus lumborum)
- 배안(복강)의 뒤벽(후벽)이 되는 판상의 근육으로 허리뼈(요추)의 가쪽굽힘(측굴)에 관여한다.

• 배곧은근집(복직근초)과 샅고랑인대(서혜인대 rectus sheath and inguinal ligament)

• 배곧은근집(복직근초 rectus sheath)은 배곧은근(복직근)을 싸는 결합조직성 집(초 sheath)이고 샅고랑인대(서혜인대 inguinal ligament)는 배바깥빗근(외복사근)의 널힘줄(건막)아래끝 일부가 비후한 것이다.

• 백색선(백선 linea alba)
- 두덩뼈(치골)에서 널힘줄(건막)의 결합을 나타내는 배부의 정중선에서 배부널힘줄(건막) 앞면의 부분
- 양쪽 배곧은근(복직근)이 맞닿는 정중선에 해당된다.
- 칼돌기(검상돌기)와 두덩결합(치골결합)을 잇는 선

### 12) 등(배부)부위의 근육(Muscles of the back)

• 목빗근(흉쇄유돌근 sternocleidomastoid)
- 머리를 옆으로 돌리는 데 관여한다.

• 등세모근(승모근 trapezius)
- 왼쪽과 오른쪽 어깨뼈(견갑골)를 척주 쪽으로 움직여서 가슴을 펴게 한다.
- 이 근육의 윗부분만 수축하면 어깨뼈(견갑골)가 올라간다.

• 넓은등근(광배근 latissimus dorsi)
- 위팔(상완)의 모음(내전)과 안쪽돌림(내측 회전)을 하게 한다.

• 마름근(능형근 rhomboidei)
- 등세모근(승모근)의 아래층에 있고 어깨뼈(견갑골)를 안쪽위(내상방)로 끌어당기는 작용을 한다.

• 어깨올림근(견갑거근 levator scapulae)
- 목의 뒤가쪽부위(후외측부)에서 등세모근(승모근)에 덮여 있다.

• 널판근(판상근 splenius)

-한쪽이 수축하면 머리목부위(두경부)는 그쪽으로 돌게 되고 이 작용은 반대쪽의 목빗근(흉쇄유돌근)과 협력하여 일어난다.

• 척주세움근(척주기립근 erector spinae)

-척주 양측을 따라 길게 종주하는 엉덩갈비근(장늑근), 가장긴근(최장근), 가시근(극근)을 총칭한 것이다.

## 13) 팔(상지)의 근육(Muscles of the upper limb)

(1) 척추와 팔(상지)을 잇는 근육

• 등세모근(승모근 trapezius)

• 작은마름근(소능형근 rhomboideus minor)

• 어깨올림근(견갑거근 levator scapulae)

• 큰마름근(대능형근 rhomboideus major)

• 넓은등근(광배근 latissimus dorsi)

(2) 가슴벽(흉벽)과 팔(상지)을 잇는 근육

• 큰가슴근(대흉근 pectoralis major)

• 빗장밑근(쇄골하근 subclavius)

• 작은가슴근(소흉근 pectoralis minor)

• 앞톱니근(전거근 serratus anterior)

(3) 어깨부위(견갑부)의 근육(muscle of shoulder)

• 가시위근(극상근 supraspinatus) : 작지만 어깨세모근(삼각근)의 작용을 보조하는 위팔벌림근(상완외전근)의 하나이다.

• 가시아래근(극하근 infraspinatus) : 작은원근(소원근)과 협동하여 위팔(상완)의 모음(내전)과 가쪽돌림(외측회전)에 작용한다.

• 어깨밑근(견갑하근 subscapularis) : 큰원근(대원근)의 협동근으로 위팔(상완)의 모음(내전)과 안쪽돌림(내측회전)에 작용한다.

• 작은원근(소원근 teres minor) : 가시아래근(극하근)의 협동근으로 모음(내전)과 가쪽돌림(외측회전)을 하며 겨드랑신경(액와신경)의 지배를 받는다.

• 큰원근(대원근 teres major) : 어깨밑근(견갑하근)과 함께 위팔(상완)의 모음(내전)과 안쪽돌림(내측회전)에 작용한다.

• 어깨세모근(삼각근 deltoideus) : 어깨를 둥그스름하게 만들며 위팔(상완)의 벌림(외전)과 안가쪽돌림(내외측회전)을 시키는 주요 근육이다. 어깨부위(견갑부) 근육 중 근육주사 부위로 적합하다.

(4) 위팔(상완)의 근육(muscle of upper arm)

• 굽힘근육군(굴근군 flexors)

-부리위팔근(오훼완근 coracobrachialis) : 위팔(상완)의 모음(내전)과 굽힘(굴곡)을 시키며 근피신경의 지배를 받는다.

-위팔두갈래근(상완이두근, 알통형성근 biceps brachii) : 팔을 굽혀 알통을 이루는 근육으로 주작용은 아래팔(전완)의 굽힘(굴곡)이며 위팔(상완)의 모음(내전)과 벌림(외전)에 관여한다.

-위팔근(상완근 brachialis) : 아래팔(전완)이 굽힘(굴곡)할 때 작용하며 근피신경의 지배를 받는다.

• 폄근군(신근군 extensors)

-위팔세갈래근(상완삼두근 triceps brachii) : 아래팔(전완)이 폄(신전)할 때 작용한다.

(5) 아래팔(전완)의 근육(muscle of forearm)

• 굽힘근육군(굴근군 flexors)

-원엎침근(원회내근 pronator teres) : 아래팔(전완)의 엎침(회내)운동에 작용하며 정중신경의 지배를 받는다.

-노쪽손목굽힘근(요측수근굴근 flexor carpi radialis) : 손목을 굽히거나 외향시키는 작용을 한다. 종건 바로 가쪽에 노동맥(요골동맥)이 주행하므로 맥박이 촉지된다. 정중신경의 지배를 받는다.

-긴손바닥근(장장근 palmaris longus) : 손목을 굽히는 동시에 손바닥 피부를 긴장시키는데 작용하고 정중신경의 지배를 받는다.

-가쪽손목굽힘근(척측수근굴근 flexor carpi ulnaris) : 손목을 굽히는 동시에 손의 모음(내전)운동을 돕고 자신경(척골신경)의 지배를 받는다.

-얕은손가락굽힘근(천지굴근 flexor digitorum superficialis) : 손목(수근)을 굽힘(굴곡)시키는 동시에 제2~5지의 중간마디(중절)를 굽(굴곡)히는 작용을 한다.

-깊은손가락굽힘근(심지굴근 flexor digitorum profundus) : 손가락의 끝마디(말절)를 굽힘(굴곡)시키는 작용을 한다.

-긴엄지굽힘근(장무지굴근 flexor pollicis longus) :

엄지(무지)의 첫마디(기절)와 끝마디(말절)를 굽힘(굴곡)시키며 정중신경의 지배를 받는다.
- 네모엎침근(방형회내근 pronator quadratus) : 정중신경의 지배를 받는다.

• 폄근군(신근군 extensors)
- 위팔노근(완요골근 brachioradialis) : 팔꿈치를 굽히는데 돕는다. 아래팔(전완)의 엎침(회내), 뒤침(회외), 돌림(회전)운동에 관여하고 노신경(요골신경)의 지배를 받는다.
- 긴노쪽손목폄근(장요측수근신근 extensor carpi radialis longus) : 손목의 폄(신전)과 벌림(외전)에 관여하고 노신경(요골신경)의 지배를 받는다.
- 짧은노쪽손목폄근(단요측수근신근 extensor carpi radialis brevis) : 긴노쪽손목폄근(장요측수근신근)과 협동작용으로 손목의 폄(신전)과 벌림(외전)에 관여하고 노신경(요골신경)의 지배를 받는다.
- 뒤침근(회외근 supinator) : 아래팔(전완)의 뒤침(회외)운동에 관여한다.
- 자쪽손목폄근(척측수근신근 extensor carpi ulnaris) : 손목의 폄(신전)과 모음(내전)에 관여하고 노신경(요골신경)의 지배를 받는다.
- 총손가락폄근(총지신근 extensor digitorum communis) : 2~5지를 폄(신전)시키고 손목의 폄(신전)에 관여하고 노신경(요골신경)의 지배를 받는다.
- 새끼폄근(소지신근 extensor digiti minimi) : 제5지를 폄(신전)시키고 노신경(요골신경)의 지배를 받는다.
- 집게폄근(시지신근 extensor indicis) : 제2지를 폄(신전)시키고 노신경(요골신경)의 지배를 받는다.
- 긴엄지폄근(장무지신근 extensor pollicis longus) : 엄지(무지)를 폄(신전)과 벌림(외전)시키고 노신경(요골신경)의 지배를 받는다.
- 짧은엄지폄근(단무지신근 extensor pollicis brevis) : 엄지(무지) 첫마디(기절)의 폄(신전)과 벌림(외전)에 관여하고 노신경(요골신경)의 지배를 받는다.
- 짧은엄지벌림근(단무지외전근 abductor pollicis longus) : 엄지(무지)를 벌림(외전)시키고 노신경(요골신경)의 지배를 받는다.

(6) 손의 근육

• 엄지두덩근(무지구근 thenar muscles)
- 짧은엄지벌림근(단무지외전근 abductor pollicis brevis) : 엄지(무지)의 모음(내전)
- 짧은엄지굽힘근(단무지굴근 flexor pollicis brevis) : 엄지(무지)의 굽힘(굴곡)
- 엄지맞섬근(무지대립근 opponens pollicis) : 엄지(무지)의 맞섬(대립)
- 엄지모음근(무지내전근 adductor pollicis) : 엄지(무지)의 모음(내전)

• 새끼두덩근(소지구근 hypothenar muscles)
- 새끼벌림근(소지외전근 abductor digiti minimi) : 제5지의 벌림(외전)
- 짧은새끼굽힘근(단소지굴근 flexor digiti minimi brevis) : 제5지의 굽힘(굴곡)
- 새끼맞섬근(소지대립근 opponens digiti minimi) : 제5지의 맞섬(대립)

• 손허리근(중수근 intermediate muscles)
- 벌레근(충양근 lumbricales) : 끝마디뼈(말절골)의 폄(신전)
- 손바닥뼈사이근(장측골간근 interossei palmares) : 제3지의 손허리손가락(중수지절) 관절쪽으로 모음(내전)
- 등쪽뼈사이근(배측골간근 interossei dorsales) : 제3지의 손허리손가락(중수지절) 관절쪽으로 벌림(외전)

### 14) 다리(하지)의 근육(Muscles of the lower limb)

(1) 엉덩이(둔부)의 근육(muscles of hip)

• 근육주사는 위가쪽(상외측) 1/4부위가 적합하다.

• 앞엉덩이근(전둔부근 anterior hip muscles)
- 엉덩근(장골근 iliacus) : 넙다리(대퇴)의 굽힘(굴곡), 가쪽돌림(외회전), 대퇴의 굽힘(굴곡)시는 척주의 굽힘(굴곡)
- 큰허리근(대요근 psoas major) : 넙다리(대퇴의) 굽힘(굴곡), 가쪽돌림(외회전), 넙다리(대퇴)의 굽힘(굴곡)시는 척주의 굽힘(굴곡)
- 작은허리근(소요근 psoas minor) : 척주의 굽힘(굴곡)

• 뒤엉덩이근(후둔부근 posterior hip muscles)
- 큰볼기근(대둔근 gluteus maximus) : 넙다리(대퇴)의 폄(신전)과 가쪽돌림(외회전)
- 중간볼기근(중둔근 gluteus medius) : 넙다리(대퇴)

의 벌림(외전), 앞부분은 넙다리(대퇴의) 안쪽돌림(내회전), 뒷부분은 넙다리(대퇴)의 가쪽돌림(외회전)
- 작은볼기근(소둔근 gluteus minimus) : 넙다리(대퇴)의 벌림(외전)과 안쪽돌림(내회전)
- 넙다리근막긴장근(대퇴근막장근 tensor fasciae latae) : 넙다리(대퇴)의 굽힘(굴곡)과 안쪽돌림(내회전)의 보조
- 궁둥구멍근(이상근 piriformis) : 넙다리(대퇴)의 가쪽돌림(외회전)
- 위쌍둥이근(상쌍자근 superior gemillus) : 넙다리(대퇴)의 벌림(외전)과 가쪽돌림(외회전)
- 속폐쇄근(내폐쇄근 obturator internus) : 넙다리(대퇴)의 벌림(외전)과 가쪽돌림(외회전)
- 아래쌍둥이근(하쌍자근 inferior gemillus) : 넙다리의 벌림(외전)과 가쪽돌림(외회전)
- 넙다리네모근(대퇴방형근 quadratus femoris) : 넙다리의 가쪽돌림(외회전)
- 바깥폐쇄근(외폐쇄근 obturator externus) : 넙다리의 가쪽돌림(외회전)

(2) 넙다리앞면(대퇴전면부근 muscles of anterior compartment of thigh)
- 넙다리네갈래근(대퇴사두근 quadriceps femoris) : 넙다리의 굽힘(굴곡)과 아래다리의 폄(신전)
- 넙다리곧은근(대퇴직근 rectus femoris) : 아래다리의 폄(신전)
- 가쪽넓은근(외측광근 vastus lateralis) : 아래다리의 폄(신전)
- 중간넓은근(중간광근 vastus intermedius) : 아래다리의 폄(신전)
- 안쪽넓은근(내측광근 vastus medialis) : 아래다리의 폄(신전)
- 넙다리빗근(봉공근 sartorius) : 넙다리와 아래다리의 굽힘(굴곡)

(3) 넙다리의 안쪽면부위(내측면부) 근육(muscles of medial compartment of thigh)
- 두덩근(치골근 pectineus) : 넙다리의 모음(내전), 굽힘(굴곡), 가쪽돌림(외회전)
- 짧은모음근(단내전근 adductor brevis) : 넙다리의 모음(내전), 굽힘(굴곡), 가쪽돌림(외회전)
- 긴모음근(장내전근 adductor longus) : 넙다리의 모음(내전), 굽힘(굴곡), 가쪽돌림(외회전)
- 큰모음근(대내전근 adductor magnus) : 위부위는 넙다리의 굽힘(굴곡), 아래부위는 넙다리의 폄(신전)
- 두덩정강근(박근 gracilis) : 넙다리의 모음(내전), 굽힘(굴곡), 가쪽돌림(외회전)

(4) 넙다리의 뒤부위 근육(muscles of posterior compartment of thigh)
- 넙다리두갈래근(대퇴이두근 biceps femoris) : 넙다리의 폄(신전), 아래다리(하퇴)의 굽힘(굴곡), 가쪽돌림(외회전)
- 반힘줄근(반건양근 semitendinosus) : 넙다리의 폄(신전), 아래다리(하퇴)의 굽힘(굴곡), 안쪽돌림(내회전)
- 반막모양근(반막양근 semimembranosus) : 넙다리의 굽힘(굴곡), 아래다리(하퇴)의 굽힘(굴곡), 안쪽돌림(내회전)

(5) 아래다리의 앞 및 바깥부위 근육(muscles of anterior and lateral compartment of leg)
- 앞면부위 근육(anterior compartment)
  - 정강뼈앞근육(전경골근 tibialis anterior)
  - 긴발가락펴짐근(장지신근 extensor digitorum longus)
  - 긴엄지폄근(장무지신근 extensor hallucis longus)
  - 셋째종아리근(제3비골근 peroneus tertius)
- 바깥부위 근육(lateral compartment)
  - 긴종아리근(장비골근 peroneus longus)
  - 짧은종아리근(단비골근 peroneus brevis)

(6) 아래다리 뒤부위(하퇴의 후면부) 근육(muscles of posterior compartment of leg)
- 얕은층근(천군근 superficial group)
  - 장딴지근(비복근 gastrocnemius) : 장딴지를 이루는 근육
  - 가자미근(soleus)
  - 장딴지빗근(족척근 plantaris)
- 깊은층근(deep group)
  - 오금근(슬와근 popliteus)

- 긴발가락굽힘근(장지굴근 flexor digitorum longus)
- 긴엄지굽힘근(장무지굴근 flexor hallucis longus)
- 정강뼈뒤근육(후경골근 tibialis posterior)

(7) 발의 고유 근육(intrinsic muscles of foot)

- 발등(dorsal)
  - 짧은발가락폄근(단지신근 extensor digitorum brevis)
- 제1족 아래층(plantar 1st layer)
  - 엄지벌림근(무지외전근 abductor hallucis)
  - 짧은발가락굽힘근(단지굴근 flexor digitorum brevis)
  - 새끼벌림근(소지외전근 abductor digiti minimi)
- 제2족 아래층(plantar 2nd layer)
  - 발바닥네모근(족척방형근 quadratus plantae)
  - 벌레근(충양근 lumbricales)
- 제3족 아래층(plantar 3rd layer)
  - 짧은엄지굽힘근(단무지굴근 flexor hallucis brevis)
  - 엄지모음근(무지내전근 adductor hallucis)
- 제4족 저층(plantar 4th layer)
  - 발바닥뼈사이근(족저골간근 plantar interossei)
  - 등쪽뼈사이근(배측골간근 dorsal interossei)

## 0001

팔꿉관절의 굽힘에 관여하는 근육으로 옳은 것은?

보기
가. 위팔두갈래근(상완이두근) 나. 위팔근(상완근)
다. 위팔노근(완요골근) 라. 어깨세모근(삼각근)

① 가, 나, 다 ② 가, 다 ③ 나, 라 ④ 라 ⑤ 가, 나, 다, 라

✣ **문헌** 이영돈 외, 해부생리학, 라이프사이언스, 2007, p.159

## 0002

심근의 해부학적 구조로 옳은 것은?

① 가로무늬, 불수의근 ② 가로무늬, 수의근 ③ 방추형세포, 수의근
④ 방추형세포, 불수의근 ⑤ 섬유다발, 수의근

✣ **문헌** 이성호 외, 인체해부학, 현문사, 2005, p.45

## 0003

표피의 4층이다. 내측에서 외측으로의 순서로 옳은 것은?

보기
가. 발아층 나. 과립층층 다. 투명층층 라. 각질층

① 가 → 나 → 다 → 라 ② 가 → 나 → 라 → 다 ③ 나 → 가 → 다 → 라
④ 다 → 라 → 가 → 나 ⑤ 라 → 다 → 나 → 가

✣ **문헌** 이성호 외, 인체해부학, 현문사, 2005, p.49

## 0004

진피로 분류되는 세포층으로 옳은 것은?

① 발아층 ② 투명층 ③ 각질층 ④ 망상층 ⑤ 멜라닌층

✣ **문헌** 이성호 외, 인체해부학, 현문사, 2005, p.50

### 해설

0001
• 어깨세모근(삼각근)은 위팔의 벌림에 작용한다.

0002
• 심근은 가로무늬근이며, 골격근과 달리 분리된 불규칙형의 세포로 율동적인 불수의근이다.

0003
• 발아층은 기저층이라고도 하며 새 세포가 발아되는 층이다.

0004
• 진피는 상부에 존재하는 표피를 지탱하는 결합조직층으로 유두층과 망상층으로 되어있다.

**정답** 1 ① 2 ① 3 ① 4 ④

## 핵심문제

### 0005

근육수축의 기능상의 기본단위로 옳은 것은?

① 근절 ② 근초 ③ 근원섬유 ④ 근섬유 ⑤ 근외막

✣ **문헌** 이성호 외, 인체해부학, 현문사, 2005, p.165

**해설 0005**

• 하나의 근원섬유에 4,500여개의 근절이 있다.

### 0006

입을 열고 닫는 씹기근육(저작근)으로 옳은 것은?

**보기**

가. 깨물근(교근) 나. 관자근(측두근)
다. 안쪽날개근(내측익돌근) 라. 가쪽날개근(외측익돌근)

① 가, 나, 다 ② 가, 다 ③ 나, 라 ④ 라 ⑤ 가, 나, 다, 라

✣ **문헌** 이성호 외, 인체해부학, 현문사, 2005, p.177

**해설 0006**

• 깨물근(교근)과 안쪽날개근(내측익돌근)은 아래턱뼈(하악골)를 상전방으로 당기고, 관자근(측두근)은 상후방으로, 가쪽날개근(외측익돌근)은 하전방으로 당기거나 좌우로 움직인다.

### 0007

머리(두부)와 목(경부)을 움직이는 근육으로 옳은 것은?

**보기**

가. 앞머리곧은근(전두직근) 나. 머리가장긴근(두장근)
다. 목가장긴근(경장근) 라. 가쪽머리곧은근(외측두직근)

① 가, 나, 다 ② 가, 다 ③ 나, 라 ④ 라 ⑤ 가, 나, 다, 라

✣ **문헌** 이성호 외, 인체해부학, 현문사, 2005, p.181

**해설 0007**

• 앞머리곧은근(전두직근), 머리가장긴근(두장근), 목가장긴근(경장근), 가쪽머리곧은근(외측두직근) 등은 머리(두부)와 목(경부)를 움직이는 척추앞근육(전추골근)에 속하는 근육이다.

### 0008

머리(두부)와 목(경부)을 움직이는 근육으로 옳은 것은?

**보기**

가. 상두사근 나. 하두사근 다. 대후두직근 라. 소후두직근

① 가, 나, 다 ② 가, 다 ③ 나, 라 ④ 라 ⑤ 가, 나, 다, 라

✣ 이성호 외, 인체해부학, 현문사, 2005, p.181

**해설 0008**

• 상두사근, 하두사근, 대후두직근, 소후두직근, 두판상근, 경판상근 등은 두부와 경부를 움직이는 척추뒤근육(후추골근)에 속하는 근육이다.

**정답** 5 ① 6 ⑤ 7 ⑤ 8 ⑤

### 0009

머리(두부)와 목(경부)을 움직이는 근육으로 옳은 것은?

**보기**

가. 목빗근(흉쇄유돌근)　　나. 앞목갈비근(전사각근)
다. 가운데목갈비근(중사각근)　　라. 뒤목갈비근(후사각근)

① 가, 나, 다　② 가, 다　③ 나, 라　④ 라　⑤ 가, 나, 다, 라

✣ **문헌** 이성호 외, 인체해부학, 현문사, 2005, p.182

### 0010

앞배근육(전복근)의 기능으로 옳은 것은?

**보기**

가. 호흡　나. 배뇨　다. 배변　라. 분만

① 가, 나, 다　② 가, 다　③ 나, 라　④ 라　⑤ 가, 나, 다, 라

✣ **문헌** 이성호 외, 인체해부학, 현문사, 2005, p.190.

### 0011

뒤배근육(후복근)을 이루는 근육으로 옳은 것은?

**보기**

가. 엉덩뼈근(장골근)　　나. 큰허리근(대요근)
다. 작은허리근(소요근)　　라. 허리네모근(요방형근)

① 가, 나, 다　② 가, 다　③ 나, 라　④ 라　⑤ 가, 나, 다, 라

✣ **문헌** 이성호 외, 인체해부학, 현문사, 2005, p.190

### 0012

어깨뼈(견갑골)와 척주사이의 천배근으로 옳은 것은?

**보기**

가. 등세모근(승모근)　　나. 어깨삼각근(삼각근)
다. 넓은등근(광배근)　　라. 큰원근(대원근)

① 가, 나, 다　② 가, 다　③ 나, 라　④ 라　⑤ 가, 나, 다, 라

✣ **문헌** 이성호 외, 인체해부학, 현문사, 2005, p.195

## 해설

**0009**

- 목빗근(흉쇄유돌근), 앞목갈비근(전사각근), 가운데목갈비근(중사각근), 뒤목갈비근(후사각근) 등은 머리(두부)와 목(경부)을 움직이는 척추가쪽근육(외측추골근)에 속하는 근육이다.

**0010**

- 소포체: 소관
- 미토콘드리아: 이중막
- 골지체: 납작한 주머니 덩어리
- 중심체: 두개의 막대모양 중심소체
- 액포: 막주머니
- 염색질: 단백질과 DNA로 된 섬유상 가닥

**0011**

- 뒤배근육(후복근)은 후복부의 후벽을 구성하는 근육이다.

**0012**

- 천배근 : 어깨뼈(견갑골)와 척주사이에 연결되어 있으며 등세모근(승모근), 넓은등근(광배근), 어깨올림근(견갑거근), 작은마름근(소능형근), 큰마름근(대능형근) 등이 있다.

**정답** 9 ⑤　10 ⑤　11 ⑤　12 ②

## 핵심문제

### 0013

어깨(견부)의 근육으로 옳은 것은?

**보기**

가. 등세모근(승모근)　　나. 어깨세모근(삼각근)
다. 넓은등근(광배근)　　라. 큰원근(대원근)

① 가, 나, 다　② 가, 다　③ 나, 라　④ 라　⑤ 가, 나, 다, 라

✣ 문헌 이성호 외, 인체해부학, 현문사, 2005, p.197

**해설 0013**

- 어깨(견부)의 근육은 어깨뼈(견갑골)에서 일어나서 위팔뼈(상완골)에서 정지하며 어깨세모근(삼각근), 가시위근(극상근), 가시아래근(극하근), 작은원근(소원근), 큰원근(대원근), 어깨밑근(견갑하근) 등이 있다.

### 0014

위팔(상완)의 전면을 이루는 굽힘근(굴곡근)으로 옳은 것은?

**보기**

가. 부리위팔근(오훼완근)　　나. 위팔두갈래근(상완이두근)
다. 위팔근(상완근)　　라. 큰원근(대원근)

① 가, 나, 다　② 가, 다　③ 나, 라　④ 라　⑤ 가, 나, 다, 라

✣ 문헌 이성호 외, 인체해부학, 현문사, 2005, p.199

**해설 0014**

- 위팔(상완)의 전면부는 굽힘근(굴곡근)이다.

### 0015

볼기근(둔부근)의 운동에 관한 내용이다. ( A )와 ( B )의 내용으로 옳은 것은?

**보기**

- 앞볼기근(전둔부근)은 넙다리(대퇴)의 ( A )에 관여하며, 뒤볼기근(후둔부근)은 ( B )운동에 관여한다.

| | ① | ② | ③ | ④ | ⑤ |
|---|---|---|---|---|---|
| A | 회전과 신전 | 회전과 굴곡 | 회전 | 굴곡 | 신전 |
| B | 굴곡 | 신전 | 굴곡 | 신전과 회전 | 굴곡과 회전 |

✣ 문헌 이성호 외, 인체해부학, 현문사, 2005, p.208

**해설 0015**

- 앞볼기근(전둔부근)은 굴곡, 뒤볼기근(후둔부근)은 신전과 회전에 관여한다.

### 0016

넙다리(대퇴)의 근육으로 옳은 것은?

**보기**

가. 넙다리곧은근(대퇴직근)　　나. 두덩뼈근(치골근)
다. 큰내향근(대내전근)　　라. 두덩정강근(박근)

① 가, 나, 다　② 가, 다　③ 나, 라　④ 라　⑤ 가, 나, 다, 라

✣ 문헌 이성호 외, 인체해부학, 현문사, 2005, p.214

**해설 0016**

- 넙다리곧은근(대퇴직근) : 넙다리(대퇴) 전면부 근육
- 두덩뼈근(치골근), 큰내향근(대내전근), 두덩정강근(박근) : 넙다리(대퇴) 내측면부 근육

정답　13 ③　14 ①　15 ④　16 ⑤

## 0017

장딴지를 이루는 근육으로 옳은 것은?

① 넙다리빗근(봉공근) ② 큰볼기근(이두박근) ③ 장딴지근(비복근)
④ 가쪽넓은근(외측광근) ⑤ 앞톱니근(전거근)

✤ 문헌 한국해부생리학 교수협의회, 인체해부학, 현문사, 2007, p.213

## 0018

목덜미(후경부)의 위치를 설명한 것으로 옳은 것은?

① 목빗근(흉쇄유돌근)의 외측부와 주변
② 뒤통수부위(후두부) 아래 중앙부 전체
③ 꼭지돌기(유양돌기)와 봉우리(견봉)를 연결하는 선 뒤쪽
④ 복장뼈(흉골) 상연에 패인 부위
⑤ 방패연골(갑상연골)의 후두융기 부위

✤ 문헌 한국해부생리학 교수협의회, 인체해부학, 현문사, 2007, p.26

## 0019

겨드랑부위(액와부)의 앞쪽과 뒤쪽의 근육으로 옳은 것은?

① 큰가슴근(대흉근), 작은가슴근(소흉근)
② 작은가슴근(소흉근), 앞톱니근(전거근)
③ 큰가슴근(대흉근), 어깨세모근(삼각근)
④ 큰가슴근(대흉근), 넓은근(광배근)
⑤ 어깨세모근(삼각근), 앞톱니근(전거근)

✤ 문헌 한국해부생리학 교수협의회, 인체해부학, 현문사, 2007, p.27

## 0020

위배부위(상복부)에 있는 부위로 옳은 것은?

① 아래갈비부(하늑부) ② 배꼽부위(제부) ③ 외측복부
④ 두덩부위(치골부) ⑤ 샅굴부위(서혜부)

✤ 문헌 한국해부생리학 교수협의회, 인체해부학, 현문사, 2007, p.27

### 해설

**0017**
• 장딴지근(비복근)은 넙다리뼈(대퇴골)의 안쪽위관절융기(내측상과)와 가쪽위관절융기(외측상과)에서 기시한다.

**0018**
• 피부 아래쪽에는 등세모근(승모근)이 있다.

**0019**
• 겨드랑부위(액와부)는 큰가슴근(대흉근)과 넓은근(광배근)으로 둘러싸인 함몰부이다.

**0020**
• 위배부위(상복부)에는 상위부(명치부)와 왼쪽 · 오른쪽아래갈비부(좌 · 우하늑부)가 있다.



정답: 17 ③ 18 ③ 19 ④ 20 ①

해설

0021

• 팔(상지)에 있는 부위 : 어깨세모근부위(삼각근부), 위팔부위(상완부), 팔꿈치부위(주부), 아래팔부위(전완부), 손

0022

• 가로막(횡격막)은 가슴안(흉강)과 배안(복강) 사이에 위치한다.

0023

• 심장의 근육세포가 서로 만나는 끝에서 개재판이라는 구조를 형성하여 연결된다.

0024

• 중배엽에서 발생하는 것은 결합조직, 근조직, 맥관과 심장 및 비뇨생식기 등이다.

## 0021

팔(상지)에 있는 부위로 옳은 것은?

보기
가. 어깨세모근부위(삼각근부)　　나. 위팔부위(상완부)
다. 팔꿈치부위(주부)　　라. 무릎부위(슬부)

① 가, 나, 다　② 가, 다　③ 나, 라　④ 라　⑤ 가, 나, 다, 라

✣ 문헌 한국해부생리학 교수협의회, 인체해부학, 현문사, 2007, p.29

## 0022

가로막(횡격막)의 위치로 옳은 것은?

① 머리안(두개강)과 척수강 사이
② 머리안(두개강)과 가슴안(흉강) 사이
③ 가슴안(흉강)과 배안(복강) 사이
④ 가슴안(흉강)과 심막강 사이
⑤ 배안(복강)과 심막강 사이

✣ 문헌 한국해부생리학 교수협의회, 인체해부학, 현문사, 2007, p.32

## 0023

심근의 설명으로 옳은 것은?

보기
가. 개재판이 있다　　나. 가로무늬근(횡문근)이다.
다. 불수의근이다　　라. 내장근이라고도 한다

① 가, 나, 다　② 가, 다　③ 나, 라　④ 라　⑤ 가, 나, 다, 라

✣ 문헌 한국해부생리학 교수협의회, 인체해부학, 현문사, 2007, p.62

## 0024

중배엽에서 발생하는 기관으로 옳은 것은?

보기
가. 심장　나. 골격근　다. 비뇨기　라. 결합조직

① 가, 나, 다　② 가, 다　③ 나, 라　④ 라　⑤ 가, 나, 다, 라

✣ 문헌 한국해부생리학 교수협의회, 인체해부학, 현문사, 2007, p.69

정답 21 ① 22 ③ 23 ① 24 ⑤

## 0025

척주 주위를 둘러싸는 인대로 옳은 것은?

보기
가. 앞세로인대(전종인대) 나. 뒤세로인대(후종인대)
다. 가시사이인대(극간인대) 라. 가시위인대(극상인대)

① 가, 나, 다 ② 가, 다 ③ 나, 라 ④ 라 ⑤ 가, 나, 다, 라

✢ 문헌 한국해부생리학 교수협의회, 인체해부학, 현문사, 2007, p.145

## 0026

심근의 무늬-조절방식-신경조절 등이 옳은 것은?

① 민무늬근(평활근)-수의적-운동신경
② 민무늬근(평활근)-불수의적-자율신경
③ 가로무늬근(횡문근)-수의적-자율신경
④ 가로무늬근(횡문근)-불수의적-자율신경
⑤ 가로무늬근(횡문근)-불수의적-운동신경

✢ 문헌 한국해부생리학 교수협의회, 인체해부학, 현문사, 2007, p.165

## 0027

뼈대근(골격근)의 무늬-조절방식-신경조절 등이 옳은 것은?

① 민무늬근(평활근)-수의적-운동신경
② 민무늬근(평활근)-불수의적-자율신경
③ 가로무늬근(횡문근)-수의적-운동신경
④ 가로무늬근(횡문근)-불수의적-자율신경
⑤ 가로무늬근(횡문근)-불수의적-운동신경

✢ 문헌 한국해부생리학 교수협의회, 인체해부학, 현문사, 2007, p.165

## 0028

근육의 부착부위를 설명한 것이다. ( A )와 ( B )의 내용으로 옳은 것은?

보기
운동이 한 방향으로만 가능한 근육이 수축할 때 움직임이 없거나 적은 부위 부착부위를 ( A )라 하고, 움직임이 많은 부착부위는 ( B )라고 한다.

| | ① | ② | ③ | ④ | ⑤ |
|---|---|---|---|---|---|
| A | 이는곳(기시부) | 기시부 | 정지부 | 정지부 | 운동부 |
| B | 정지부 | 운동부 | 기시부 | 운동부 | 정지부 |

✢ 문헌 한국해부생리학 교수협의회, 인체해부학, 현문사, 2007, p.167

### 해설

0025
• 앞세로인대(전종인대), 뒤세로인대(후종인대), 가시사이인대(극간인대), 가시위인대(극상인대), 황색인대(추궁간인대), 가로돌기사이인대(횡돌간인대), 항인대 등이 있다.

0026
• 심근의 운동표적기관은 심장이며, 가로무늬근(횡문근)으로 불수의운동을 하고 자율신경의 지배를 받는다.

0027
• 핵은 핵막으로 싸여 있고 핵소체(인), 염색질, 핵형질 등을 함유한다.

0028
• 운동이 두 방향 이상으로 되는 근육은 이는곳(기시부)과 정지부가 바뀌는 경우가 있다.

정답 25 ⑤ 26 ④ 27 ③ 28 ①

## 핵심문제

### 0029

근섬유에 존재하는 단백질로 옳은 것은?

보기
- 크리스타(cristae)구조이다.
- 난원형, 막대형의 2중막구조이다.
- 아데노신 3인산(ATP)을 생산한다.

① 가, 나, 다 ② 가, 다 ③ 나, 라 ④ 라 ⑤ 가, 나, 다, 라

✣ 문헌 한국해부생리학 교수협의회, 인체해부학, 현문사, 2007, p.170

**해설 0029**
- 이들 단백질은 근수축에 관여한다.

### 0030

원섬유의 굵은 근세사에 존재하는 단백질로 옳은 것은?

보기
가. 트로포미오신(tropomyosin) 나. 액틴(actin)
다. 트로포닌(troponin) 라. 미오신(myosin)

① 가, 나, 다 ② 가, 다 ③ 나, 라 ④ 라 ⑤ 가, 나, 다, 라

✣ 문헌 한국해부생리학 교수협의회, 인체해부학, 현문사, 2007, p.170

**해설 0030**
- 굵은 근세사는 모두 미오신 분자로 되어 있다.

### 0031

근원섬유의 가는 근세사에 존재하는 단백질로 옳은 것은?

보기
가. 트로포미오신(tropomyosin) 나. 액틴(actin)
다. 트로포닌(troponin) 라. 미오신(myosin)

① 가, 나, 다 ② 가, 다 ③ 나, 라 ④ 라 ⑤ 가, 나, 다, 라

✣ 문헌 한국해부생리학 교수협의회, 인체해부학, 현문사, 2007. p.170

**해설 0031**
- 가는 근세사는 3개의 단백질로 구성된 복잡한 구조물이다.

### 0032

눈 주위의 얼굴근육(안면근)으로 옳은 것은?

보기
가. 눈둘레근(안륜근) 나. 입둘레근(구륜근) 다. 눈썹주름근(추미근) 라. 볼근(협근)

① 가, 나, 다 ② 가, 다 ③ 나, 라 ④ 라 ⑤ 가, 나, 다, 라

✣ 문헌 한국해부생리학 교수협의회, 인체해부학, 현문사, 2007, p.176

**해설 0032**
- 눈둘레근(안륜근)은 눈을 감으며, 눈썹주름근(추미근)은 눈썹을 내리고 이마에 주름을 짓는다.

**정답** 29 ⑤ 30 ④ 31 ① 32 ②

## 0033

입 주위의 얼굴근육(안면근)으로 옳은 것은?

보기
가. 눈둘레근(안륜근) 나. 입둘레근(구륜근) 다. 눈썹주름근(추미근) 라. 볼근(협근)

① 가, 나, 다 ② 가, 다 ③ 나, 라 ④ 라 ⑤ 가, 나, 다, 라

✣ 문헌 한국해부생리학 교수협의회, 인체해부학, 현문사, 2007. p.176

## 0034

눈알(안구)을 위로 당기거나 모음(내전) 및 안쪽돌림(내측회전)에 관여하는 눈의 바깥눈근육(외안근)으로 옳은 것은?

① 위곧은근(상직근) ② 아래곧은근(하직근) ③ 안쪽곧은근(내측직근)
④ 아래빗근(하사근) ⑤ 위빗근(상사근)

✣ 문헌 한국해부생리학 교수협의회, 인체해부학, 현문사, 2007. p.180

## 0035

목(경부)의 근육으로 옳은 것은?

보기
가. 넓은목근(광경근) 나. 목빗근(흉쇄유돌근)
다. 두힘살근(악이복근) 라. 방패목뿔뼈근(갑상설골근)

① 가, 나, 다 ② 가, 다 ③ 나, 라 ④ 라 ⑤ 가, 나, 다, 라

✣ 문헌 한국해부생리학 교수협의회, 인체해부학, 현문사, 2007. p.178

## 0036

팔이음뼈(상지대)를 움직이는 얕은등근육(천배근)으로 옳은 것은?

보기
가. 등세모근(승모근) 나. 어깨올림근(견갑거근)
다. 큰마름모근(대능형근) 라. 작은마름모근(소능형근)

① 가, 나, 다 ② 가, 다 ③ 나, 라 ④ 라 ⑤ 가, 나, 다, 라

✣ 문헌 한국해부생리학 교수협의회, 인체해부학, 현문사, 2007. p.185

### 해설

**0033**
- 입둘레근(구륜근)은 입을 닫고 입술을 오무리며, 볼근(협근)은 뺨을 압박하여 공기를 내 뿜는다.

**0034**
- 위곧은근(상직근)은 눈돌림신경(동안신경)의 지배로 눈알(안구)을 위로 당기거나 모음(내전) 및 안쪽돌림(내측회전)에 관여한다.

**0035**
- 얕은목근육(천경근)은 넓은목근(광경근) 등, 목뿔뼈근(설골근)은 두힘살근(악이복근) 등, 깊은목근육(심경근)은 목가장긴근(경장근) 등이 있다.

**0036**
- 등세모근(승모근)은 목(경부)과 등의 표면을 덮고 있는 삼각형의 근으로 뒤통수뼈(후두골), 항인대, 제7목뼈(경추)와 등뼈(흉추)의 가시돌기(극돌기)에서 일어(기시하여) 빗장뼈(쇄골), 봉우리(견봉) 및 어깨뼈가시(견갑극)에 정지한다.

정답 33 ③ 34 ① 35 ⑤ 36 ⑤

## 0037

가슴(흉부)근육으로 옳은 것은?

보기

가. 큰가슴근(대흉근)　나. 작은가슴근(소흉근)
다. 앞톱니근(전거근)　라. 빗장아래근(쇄골하근)

① 가, 나, 다　② 가, 다　③ 나, 라　④ 라　⑤ 가, 나, 다, 라

✣ 문헌 한국해부생리학 교수협의회, 인체해부학, 현문사, 2007, p.191

**해설 0037**

- 큰가슴근(대흉근), 작은가슴근(소흉근), 앞톱니근(전거근), 빗장아래근(쇄골하근)등은 얕은층(천층) 가슴(흉부) 근육에 속한다.

## 0038

가로막(횡격막)에서 볼 수 있는 구멍으로 옳은 것은?

보기

가. 대동맥구멍(대동맥열공)　나. 대정맥구멍(대정맥공)
다. 식도구멍(식도열공)　라. 척추뼈구멍(추공)

① 가, 나, 다　② 가, 다　③ 나, 라　④ 라　⑤ 가, 나, 다, 라

✣ 문헌 한국해부생리학 교수협의회, 인체해부학, 현문사, 2007, p.193

**해설 0038**

- 대동맥구멍(대동맥열공) : 내림대동맥(하행대동맥), 홀정맥(기정맥), 가슴림프관(흉관)등이 통과하고,
- 대정맥구멍(대정맥공) : 아래대정맥(하대정맥)과 오른가로막신경(우횡격신경)의 가지가 지난다.
- 식도구멍(식도열공) : 식도와 좌우 미주신경이 통과한다.

## 0039

배부위(복부)를 이루는 근육으로 옳은 것은?

보기

가. 배곧은근(복직근)　나. 척추뼈몸통근(추체근)
다. 배빗근(복사근)　라. 배가로근(복횡근)

① 가, 나, 다　② 가, 다　③ 나, 라　④ 라　⑤ 가, 나, 다, 라

✣ 문헌 한국해부생리학 교수협의회, 인체해부학, 현문사, 2007, p.194

**해설 0039**

- 배부위(복부)의 근육 : 배곧은근(복직근), 척추뼈몸통근(추체근), 바깥안배빗근(외 · 내복사근), 배가로근(복횡근), 허리네모근(요방형근) 등이 있다.

## 0040

어깨부(견부)를 이루는 근육으로 옳은 것은?

보기

가. 어깨세모근(삼각근)　나. 가시위근(극상근)
다. 작은원근(소원근)　라. 어깨아래근(견갑하근)

① 가, 나, 다　② 가, 다　③ 나, 라　④ 라　⑤ 가, 나, 다, 라

✣ 문헌 한국해부생리학 교수협의회, 인체해부학, 현문사, 2007, p.197

**해설 0040**

- 깨부(견부)의 근육 : 어깨세모근(삼각근), 가시위근(극상근), 가시아래근(극하근), 큰원근(대원근), 작은원근(소원근), 어깨아래근(견갑하근) 등이 있다.

**정답** 37 ⑤　38 ①　39 ⑤　40 ⑤

## 0041

위팔부(상완부)를 이루는 근육으로 옳은 것은?

| 보기 | |
|---|---|
| 가. 위팔근(상완근) | 나. 위팔두갈래근(상완이두근) |
| 다. 위팔세갈래근(상완삼두근) | 라. 부리위팔근(오훼완근) |

① 가, 나, 다 ② 가, 다 ③ 나, 라 ④ 라 ⑤ 가, 나, 다, 라

✣ 문헌 한국해부생리학 교수협의회, 인체해부학, 현문사, 2007, p.199

## 0042

다음과 같은 특징이 있는 골반외측근으로 옳은 것은?

보기
- 가장 표면에 있는 사각형의 두꺼운 근육이다.
- 넙다리(대퇴)를 신전시키고 외측회전을 보조한다.
- 앉을 때 궁둥뼈거친면(좌골조면)에 대한 쿠션역할을 하고 보행시 몸을 세워준다.
- 다리(하지)의 근육 주사 부위로 흔히 이용된다.

① 큰볼기근(대둔근) ② 중간볼기근(중둔근) ③ 작은볼기근(소둔근)

④ 위쌍둥이근(상쌍자근) ⑤ 넙다리네모근(대퇴방형근)

✣ 문헌 한국해부생리학 교수협의회, 인체해부학, 현문사, 2007, p.209

## 0043

넙다리부(대퇴부)에 있는 근육으로 옳은 것은?

| 보기 | |
|---|---|
| 가. 두덩뼈근(치골근) | 나. 두덩정강근(박근) |
| 다. 넙다리빗근(봉공근) | 라. 안쪽넓은근(내측광근) |

① 가, 나, 다 ② 가, 다 ③ 나, 라 ④ 라 ⑤ 가, 나, 다, 라

✣ 문헌 한국해부생리학 교수협의회, 인체해부학, 현문사, 2007, p.212

## 0044

엉덩관절(고관절)의 굴곡운동에 관여하는 근육으로 옳은 것은?

| 보기 | |
|---|---|
| 가. 엉덩허리근(장요근) | 나. 넙다리곧은근(대퇴직근) |
| 다. 두덩뼈근(치골근) | 라. 중간볼기근(중둔근) |

① 가, 나, 다 ② 가, 다 ③ 나, 라 ④ 라 ⑤ 가, 나, 다, 라

✣ 문헌 한국해부생리학 교수협의회, 인체해부학, 현문사, 2007, p.213

### 해설

**0041**
- 위팔부(상완부)의 근육 : 위팔근(상완근), 위팔두갈래근(상완이두근), 위팔세갈래근(상완삼두근), 부리위팔근(오훼완근), 팔꿈치근(주근) 등이 있다.

**0042**
- 넙다리근(대퇴근)은 뒤볼기근선(후둔근선), 엉치뼈(천골) 및 꼬리뼈(미골)의 후면에서 일어(기시하여) 넙다리뼈(대퇴골)의 볼기근거친면(둔근조면)과 장경인대에 정지한다.

**0043**
- 두덩뼈근(치골근)과 두덩정강근(박근)은 내측부, 넙다리빗근(봉공근)과 안쪽넓은근(내측광근)은 넙다리부(대퇴부)의 앞부분에 위치한다.

**0044**
- 중간볼기근(중둔근)은 벌림(외전)에 관여한다.

**정답** 41 ⑤ 42 ① 43 ⑤ 44 ⑤

## 핵심문제

### 0045

종아리(하퇴)를 이루는 근육으로 옳은 것은?

**보기**

가. 앞정강근(전경골근)　　나. 긴발가락펴짐근(장지신근)
다. 긴종아리근(장비골근)　　라. 장딴지근(비복근)

① 가, 나, 다　② 가, 다　③ 나, 라　④ 라　⑤ 가, 나, 다, 라

✣ 문헌 한국해부생리학 교수협의회, 인체해부학, 현문사, 2007, p.215

**해설 0045**

• 앞정강근(전경골근)과 긴발가락펴짐근(장지신근)은 전면부, 긴종아리근(장비골근)은 외면부, 장딴지근(비복근)은 후면부에 위치한다.

### 0046

발을 형성하는 근육으로 옳은 것은?

**보기**

가. 짧은발가락펴짐근(단지신근)　　나. 짧은발가락굽힘근(단지굴근)
다. 벌레근(충양근)　　라. 엄지모음근(무지내전근)

① 가, 나, 다　② 가, 다　③ 나, 라　④ 라　⑤ 가, 나, 다, 라

✣ 문헌 한국해부생리학 교수협의회, 인체해부학, 현문사, 2007, p.219

**해설 0046**

• 짧은발가락펴짐근(단지신근)은 발등근육(족배근), 짧은발가락굽힘근(단지굴근)은 제1족저층, 벌레근(충양근)은 제2족저층, 엄지모음근(무지내전근)은 제3족저층을 이룬다.

### 0047

힘줄(건 tendon)의 해부학적 구조로 옳은 것은?

① 근육과 근육을 부착시키는 섬유삭
② 근육을 뼈에 부착시키는 섬유삭
③ 뼈와 뼈를 부착시키는 섬유삭
④ 근육을 장벽에 부착시키는 섬유삭
⑤ 뼈를 장벽에 부착시키는 섬유삭

✣ 문헌 최인장 외, 인체해부학, 메디컬코리아, 2006, p.65

**해설 0047**

• 힘줄 : 근육을 뼈에 부착시키는 섬유삭

### 0048

골격근의 특징으로 옳은 것은?

① 수의적이다　② 근섬유에 횡문이 없다　③ 평활근이라고도 한다
④ 소화관을 형성한다　⑤ 괄약근을 형성한다)

✣ 문헌 최인장 외, 인체해부학, 메디컬코리아, 2006, p.65

**해설 0048**

• 수의적으로 조절할 수 있는 뼈에 부착된 근육으로 횡문근이라고도 한다.

**정답** 45 ⑤　46 ⑤　47 ②　48 ①

## 0049

설하신경의 지배를 받는 목뿔근(설골근)으로 옳은 것은?

① 두힘살근(악이복근) ② 턱목뿔근(악설골근) ③ 붓목뿔근(경돌설골근)

④ 어깨목뿔근(견갑설골근) ⑤ 턱끝목뿔근(이설골근)

✣ **문헌** 최인장 외, 인체해부학, 메디컬코리아, 2006, p.161

## 0050

다음과 같은 해부학적 특징을 갖는 호흡근으로 옳은 것은?

**보기**

- 늑골의 상연에서 기시하여 바로 위 늑골의 하연에 정지한다.
- 늑골을 아래로 당겨 흉강을 좁힌다.
- 늑간신경의 지배를 받는다.

① 속갈비사이근(내늑간근) ② 바깥갈비사이근(외늑간근) ③ 가슴가로근(흉횡근)

④ 갈비밑근(늑하근) ⑤ 갈비올림근(늑골거근)

✣ **문헌** 최인장 외, 인체해부학, 메디컬코리아, 2006, p.168

## 0051

골반저의 근육으로 옳은 것은?

**보기**

가. 항문올림근(항문거근) 나. 꼬리근(미골근)
다. 요도조임근(요도괄약근) 라. 망울해면체근(구해면체근)

① 가, 나, 다 ② 가, 다 ③ 나, 라 ④ 라 ⑤ 가, 나, 다, 라

✣ **문헌** 최인장 외, 인체해부학, 메디컬코리아, 2006, p.171

## 0052

인체에서 흔히 이용되는 근육주사 부위로 옳은 것은?

① 넙다리네갈래근(대퇴사두근) ② 큰원근(대원근) ③ 위팔두갈래근(상완이두근)

④ 큰볼기근(대둔근) ⑤ 넓은등근(광배근)

✣ **문헌** 신문균 외, 인체해부학, 현문사, 1993, p.210

### 해설

**0049**

- 두힘살근(악이복근) : 안면과 하악신경
- 턱목뿔근(악설골근) : 하악신경
- 붓목뿔근(경돌설골근) : 안면신경
- 어깨목뿔근(견갑설골근) : 경신경
- 턱끝목뿔근(이설골근) : 설하신경

**0050**

- 속갈비사이근(내늑간근)은 늑골의 상연에서 기시하여 바로 위 늑골의 하연에 정지하며, 늑간신경의 지배를 받아 늑골을 아래로 당겨 흉강을 좁힌다.

**0051**

- 골반저의 근육 : 항문올림근(항문거근), 꼬리근(미골근), 요도조임근(요도괄약근), 망울 해면체근(구해면체근), 심회음횡근, 천회음횡근, 궁둥해면체근(좌골해면체근)

**0052**

- 큰볼기근(대둔근)은 엉덩뼈(장골)의 뒤쪽에서 기시하여 넙다리뼈(대퇴골)의 뒤쪽에 이르고 엉덩관절(고관절)의 폄과 가쪽 돌림작용을 한다.

**정답** 49 ⑤ 50 ① 51 ⑤ 52 ④

### 핵심문제

#### 0053

보행시 발의 저측굴곡, 하퇴의 굴곡에 관여하는 근육으로 옳은 것은?

① 봉공근　② 장지신근　③ 하퇴삼두근　④ 후경골근　⑤ 반건양근

✣ **문헌** 한국해부생리학교수협의회, 인체해부학, 현문사, 2008, p.213

#### 0054

연질막의 변형구조로 척수를 고정시키는 역할을 하는 것으로 옳은 것은?

① 종말끈　② 섬유끈　③ 말총　④ 치아인대　⑤ 척수원뿔

✣ **문헌** 이영돈 외, 해부생리학, 라이프사이언스, 2007, p.214

### 해설

**0053**

- 봉공근 : 대퇴와 하퇴의 굴곡, 대퇴의 외측회전
- 장지신근 : 제2-5지의 신근
- 후경골근 : 발의 저측굴곡, 내번
- 반건양근 : 대퇴신전, 하퇴굴곡

**0054**

- 치아인대는 연질막의 연장구조로 척수를 경질막에 고정시킨다.

**정답** 53 ③　54 ④

# 내분비샘

## 01 샘(Gland)

• 내분비샘
 - 생물학적으로 활성을 여는 물질(hormone)을 생산, 저장하였다가 필요에 따라 blood stream으로 분비하는 선도기관(ductless gland)을 말한다.

• 외분비샘
 - duct를 통해 분비물을 보내는 샘
 침샘(타액샘), 땀샘(한샘), 눈물샘, 소화샘, 전립샘 등

## 02 호르몬(Hormone)의 작용

• 아주 미량이면서도
 - 인체의 대사 속도 조절
 - 기능의 주기성을 조절함으로써
 - 여러 환경 속에서 여러 다른 기능 상태하에서 개체를 유지시켜 가고,
 - 종족번식을 영위하기 위한 내적 조절을 하는 것
 - 형태발생에 관여
 - 정신, 신경발육에 관여
 - 적응 및 순응에 관여
 - 소화작용에 관여

## 03 6개의 내분비샘

• 내분비샘은 일정한 해부학적 계통을 형성하지 않고 소화기, 호흡기, 비뇨생식기, 신경, 맥관 등의 여러 곳에 산재
 - 뇌하수체(hypophysis, pituitary gland)
 - 갑상샘(thyroid gland)
 - 부갑상샘(parathyroid gland)
 - 부신(adrenal gland)
 - 이자(췌장 pancreas)
 - 정소(testis) 또는 난소(ovary)

## 04 뇌하수체(Hypophysis)

• 인체 중에서 가장 중요한 내분비기관
 - 9종의 hormone을 내고 다른 내분비샘에 대해 상관적 관련성이 있으므로 일명 내분비샘의 지휘자(conductor of endocrine)라고 한다.

• 위치
 - 나비뼈몸통(접형골체)의 뇌하수체와의 위치

• 구성
 - 뇌하수체
  * 앞엽(전엽 anterior lobe)
  * 뒤엽(후엽 posterior lobe)
  * 중간엽(intermediate lobe)

### 1) 뇌하수체 앞엽에서 분비되는 hormone

• 성장호르몬(growth hormone, GH)
• 난포자극호르몬(follicle stimulating hormone, FSH)
• 황체형성호르몬(luteinizing hormone, LH)
• 부신겉질자극호르몬(adrenocorticotrophic hormone, ACTH)
• 젖샘자극호르몬(prolactin)
• 갑상샘자극호르몬(thyroid stimulating hormone, TSH)
• 사이질(간질)세포자극호르몬(interstital cell stimulating hormone, ICSH)

### 2) 뇌하수체 중간엽에서 분비되는 호르몬

멜라린세포자극호르몬(melanocyte stimulating hormone, MSH)

### 3) 뇌하수체 뒤엽에서 분비되는 호르몬

• 자궁수축호르몬(oxytocin) : 성교시와 분만시 자궁민무늬근(평활근)을 수축시키고 수유 중 젖샘(유샘)에 있는 근상피세포(myoepithelial cell)를 수축

- 항이뇨호르몬(antidiuretic hormone, vasopressin, ADH)
  - 소혈관의 민무늬근(평활근)을 수축시켜 혈압상승, 콩팥(신장)의 먼쪽곱슬세관(원위곡세뇨관 distal tubule)에서 수분 흡수 촉진

## 05 갑상샘(갑상선 Thyroid gland)

- 목에서 기관(trachea)의 바로 앞에 놓여있는 왼쪽과 오른쪽 두엽으로 된 내분비기관
- 무게 20~30g
- 갑상샘의 분비기능은 뇌하수체 앞엽에서 분비되는 갑상샘 자극 호르몬 TSH의 영향
- 미세구조
- 단층입방 상피로 둘러싸인 주머니 모양의 소포로 구성되고 소포 내강에는 iodine과 globulin 결합으로 된 반유동성인 교질(colloid)로 차 있다.

### 1) 갑상샘호르몬(Thyroxin)

- 에너지 대사와 비타민 요구 증가, 기초대사율의 증가
- 각종 영양소(탄수화물, 지방, 단백질) 대사의 자극
- 생식샘 및 신체발육에도 영향

## 06 부갑상샘(Parathyroid gland)

- 부갑상샘은 갑상샘 뒷면의 네 모서리에 붙어 있는 작은 황갈색의 토리(소체)
- 일반적으로 4개
- 1개의 크기
  - 길이 : 3~8mm
  - 폭 : 2mm
  - 두께 : 1~2mm
- PTH(부갑상샘호르몬) 분비 : 칼슘(calcium) 및 인(phosphorus) 대사에 관여
- blood내의 calcium 농도가 증가하면 : PTH ↓
- blood내의 calcium 농도가 감소하면 : PTH ↑
- 부갑상샘을 모두 적출하거나 기능의 떨어지면 혈액내의 Ca 농도가 떨어져 경련이 일어난다.

## 07 부신(Adrenal gland)

- 왼쪽과 오른쪽 한 쌍의 피라미드형 기관으로 콩팥(신장)의 위끝에 위치하는 내분비샘
- 무게 10g, 직경 3~5cm, 두께 1cm
- 오른쪽(우측)의 것이 왼쪽(좌측)보다 낮다.
- 발생학적으로 조직과 기원이 전혀 다른 2계통으로 구성
  - 겉질(cortex) : 중배엽성
    - * 토리구역(사구대 zona glomerulosa)
    - * 다발구역(속상대 zona fasciculate)
    - * 그물구역(망상대 zona reticulata)
  - 속질(medulla) : 외배엽성
    - * 교감조직

### 1) 부신겉질호르몬

- 겉질은 생명유지에 필수적인 40개 이상의 스테로이드 호르몬(steroid hormone)을 분비한다.
- 분비기능 : 부신겉질자극호르몬(ACTH)
- 세포배열상태에 따라
  - 토리구역(사구대 zona glomerulosa) : mineralocorticoid (전해질 및 수분평형 유지)
  - 다발구역(속상대 zona fasciculate) : glucocorticoid (탄수화물, 지방, 단백질대사에 관여)
  - 그물구역(망상대 zona reticulata) : sex hormone (androgen, estrogen 분비)

### 2) 부신속질호르몬

- 중심부의 암적색 부분으로 구성하는 세포는 겉질세포보다 크고 교감신경의 크롬친화성 세포이다.
- 혈관 및 심장운동에 관여 : 에피네프린(epinephrine)과 노르에피네프린(norepinephrine)이 있다.

## 08 고환(Testis)

- 사이질(간질)세포(interstitial or Leydig cells)
- 정세관 사이에 존재 – 뇌하수체 앞엽의 ICSH에 의해 테스토스테론(testosterone) 분비

## 09 난소(Ovaries)

- Estrogen : FSH → 난포(ovarian follicle) → 성숙포상난포(grafian follicle)의 속막에서 estrogen분비
- Progesterone : 황체형성호르몬(luteinizing hormone, LH)을 분비 → 황체에서 임신유지호르몬인 프로게스테론(progesterone) 분비

## 10 솔방울샘(송과체 Pineal body)

제3뇌실의 뒤쪽위(후상방)에 위치하고 샘실질은 솔방울(송과)세포와 신경교세포로 구성

## 0001

중뇌의 뒤쪽 상부에 위치하여 멜라토닌을 분비하는 내분비계로 옳은 것은?

① 시상하부 ② 뇌하수체 ③ 솔방울샘(송과체) ④ 가슴샘(흉선) ⑤ 갑상샘

✣ 문헌 신문균 외, 인체해부학, 현문사, 1993, p.431

**해설 0001**

• 솔방울샘(송과체)에서 분비하는 호르몬은 일주기 조절에 관여한다.

## 0002

뇌하수체 뒤엽에서 분비되는 호르몬으로 옳은 것은?

**보기**

가. 옥시토신 나. 프로락틴 다. 항이뇨호르몬 라. 난포자극호르몬

① 가, 나, 다 ② 가, 다 ③ 나, 라 ④ 라 ⑤ 가, 나, 다, 라

✣ 문헌 이영돈 외, 해부생리학, 라이프사이언스, 2007, p.237

**해설 0002**

• 프로락틴, 난포자극호르몬은 뇌하수체 앞엽에서 분비된다.

## 0003

내분비계와 분비호르몬의 연결이 옳지 않은 것은?

① 부신겉질(피질) – 코르티코스테론
② $\beta$세포 – 인슈린
③ 부신속질(수질) – 코티솔
④ 뇌하수체후엽 – 항이뇨호르몬
⑤ $\alpha$세포 – 글루카곤

✣ 문헌 한국해부생리학 교수협의회, 인체해부학, 현문사, 2007, p.371

**해설 0003**

• 부신속질(수질)호르몬 : 에피네프린, 노어에피네프린 등

## 0004

귀밑샘(이하선)의 특징으로 옳은 것은?

**보기**

가. 바깥귀(외이)의 전방아래에 위치한다.
나. 턱뼈(하악)골지, 꼭지돌기(유양돌기), 목빗근부위(흉쇄유돌) 사이에 위치한다.
다. 위쪽은 넓고 아래 쪽으로는 좁아진다.
라. 무게가 15~30g으로 침샘 중 가장 크다.

① 가, 나, 다 ② 가, 다 ③ 나, 라 ④ 라 ⑤ 가, 나, 다, 라

✣ 문헌 한국해부생리학 교수협의회, 인체해부학, 현문사, 2007, p.286

**해설 0004**

• 양쪽 귀의 전하방에 위치하고 깨물근(교근)위에 있다.

**정답** 1 ③ 2 ② 3 ③ 4 ⑤

## 0005

분비물의 양상으로 볼 때 혼합선으로 옳은 것은?

**보기**

가. 귀밑샘(이하선)　나. 혀밑샘(설하선)　다. 눈물샘(누선)　라. 턱밑샘(악하선)

① 가, 나, 다　② 가, 다　③ 나, 라　④ 라　⑤ 가, 나, 다, 라

✣ **문헌** 한국해부생리학 교수협의회, 인체해부학, 현문사, 2007, p.54

## 0006

갑상선의 해부학적 특징으로 옳은 것은?

**보기**

가. 목 앞에 있는 갑상연골 부위의 기관을 앞으로 싸고 있다.
나. 협부와 좌우 2개의 엽으로 구성되어 있다.
다. 실질은 여러개의 불규칙적인 엽으로 세분되어 있다.
라. 외측엽의 뒤쪽에 부갑상선이 있다.

① 가, 나, 다　② 가, 다　③ 나, 라　④ 라　⑤ 가, 나, 다, 라

✣ **문헌** 한국해부생리학 교수협의회, 인체해부학, 현문사, 2007, p.365

## 0007

이자(췌장)의 해부학적 특징으로 옳은 것은?

**보기**

가. 샘창자(십이지장)와 지라(비장)사이에 있다.　나. 순환기관이다.
다. $\beta$세포가 가장 많다.　라. 토리층(사구대)과 다발층(속상대)을 관찰할 수 있다.

① 가, 나, 다　② 가, 다　③ 나, 라　④ 라　⑤ 가, 나, 다, 라

✣ **문헌** 한국해부생리학 교수협의회, 인체해부학, 현문사, 2007, p.372

## 0008

랑게르한스섬의 $\delta$세포에서 분비되어 글루카곤과 인슐린의 분비를 억제하는 신경전달물질로 옳은 것은?

① 테스토스테론(testosterone)　② 에피네프린(epinephrine)
③ 카테콜라민(catecholamine)　④ 소마토스타딘(somatostatin)
⑤ 코르티손(cortisone)

✣ **문헌** 한국해부생리학 교수협의회, 인체해부학, 현문사, 2007, p.373

### 해설

**0005**

- 귀밑샘(이하선)과 눈물샘(누선), 췌장선 등은 장액선이다.

**0006**

- 갑상선은 목 앞에 있는 방패연골(갑상연골)부위의 기관을 앞으로 싸고 있는 무게 20~30g의 적갈색 내분비선이다.

**0007**

- $\beta$세포가 60~80%로 가장 많다.

**0008**

- 소마토스타딘(somatostatin)은 이자(췌장)호르몬으로 글루카곤과 인슐린의 분비를 억제한다.

**정답** 5 ③ 6 ⑤ 7 ② 8 ④

## 핵심문제

### 0009

에스트로겐(estrogen)을 분비하는 기관으로 옳은 것은?

보기
가. 포상난포 나. 태반 다. 고환 라. 유방

① 가, 나, 다 ② 가, 다 ③ 나, 라 ④ 라 ⑤ 가, 나, 다, 라

✣ 문헌 한국해부생리학 교수협의회, 인체해부학, 현문사, 2007, p.374

### 0010

젖(유방)의 해부학적 구조의 설명으로 옳은 것은?

보기
가. 크기는 선조직을 싸고 있는 지방의 양에 의해 결정된다.
나. 꼭지(유두)에는 12~15개의 유공이 개구한다.
다. 내부는 방사상의 젖샘엽(유선엽)이 있다.
라. 분만 후에는 유륜이 흑갈색으로 변한다.

① 가, 나, 다 ② 가, 다 ③ 나, 라 ④ 라 ⑤ 가, 나, 다, 라

✣ 문헌 한국해부생리학 교수협의회, 인체해부학, 현문사, 2007, p.463

### 0011

다음과 같은 해부학적 특성을 갖는 내분비기관으로 옳은 것은?

보기
- 위(stomach)의 뒤쪽, 제1~2허리뼈 높이에 위치
- 머리부분은 십이지장 하행부의 오목한 곳에 C자형의 곡선에 끼어져 있다.
- $\alpha$, $\beta$, $\delta$등의 세포가 있다.

① 부갑상샘 ② 턱밑샘 ③ 정소 ④ 부신 ⑤ 이자(췌장)

✣ 문헌 박희진 외. EMT기초의학, 현문사. 2010, p.60

### 0012

액와, 모낭주변, 음부, 외이도, 유두륜 등에 분포되어 있는 선은?

① 소한선 ② 에크린 한선 ③ 유선 ④ 아포크린 한선 ⑤ 피지선

✣ 문헌 한국해부생리학교수협의회, 인체해부학, 현문사, 2008, p.460

### 0013

이출형 외분비선으로 옳은 것은?

보기
가. 젖샘(유선) 나. 음부) 다. 항문선) 라. 침샘(타액선)

① 가, 나, 다 ② 가, 다 ③ 나, 라 ④ 라 ⑤ 가, 나, 다, 라

✣ 문헌 한국해부생리학 교수협의회, 인체해부학, 현문사, 2007, p.54

## 해설

**0009**
- 임신기간 중에는 태반에서도 분비되며, 고환에서도 소량이지만 분비된다.

**0010**
- 젖(유방)은 큰가슴근(대흉근)의 표면을 덮는 큰가슴근막(대흉근막) 위에 얹혀 있는 반구형의 봉우리로 150~200g 정도이다.

**0011**
- 이자는 소화액을 분비하는 외분비선과 호르몬을 분비하는 내분비선을 동시에 가진 장기이다.

**0012**
- 아포크린 한선은 선의 내강이 넓고 냄새가 있으며 대한선이라고도 한다.

**0013**
- 이출형(apocrine type)이란 세포질 일부가 분비되는 외분비선으로 젖샘(유선), 음부, 항문선, 겨드랑(액와) 등에 있는 큰땀샘(대한선)이다.

정답 9 ① 10 ⑤ 11 ⑤ 12 ④ 13 ①

# 비뇨기계



## 01 비뇨기계

혈액에서 뇨(urine)성분을 걸러내어 밖으로 배출하는 기관의 총칭

### 1) 구성

- 콩팥(신장 kidney) 2개
- 뇨관(ureter) 2개
- 방광(urinary bladder) 1개
- 요도(urethra) 1개

### 2) 기능

- 혈장내에 있는 어떤 물질이 정상 이상인 것은 배설하며 정상 또는 정상 이하로 부족한 상태의 물질을 배설 억제, 즉 흡수하는 작용을 갖는다.
- 적혈구 파괴로 인한 혈색소 일부가 간에서 쓸개즙(담즙)으로 되어 → 샘창자(십이지장), 소량의 물과 요소, 요산 등이 배설된다.

## 02 콩팥(신장 Kidney)의 구조

- 왼쪽콩팥(좌신)과 오른쪽콩팥(우신)으로 되어 있다.
- 소변(Urine) 성분을 걸러내는 왼쪽과 오른쪽(좌우) 한 쌍의 암적색을 띤 완두형의 장기
- 뒤배벽(후복벽) 즉, T12~L3(배안위쪽부위 제12등뼈와 제2허리뼈 사이)에 걸려 있다.
- 오른쪽(우측)이 왼쪽(좌측)보다 약간 아래에 쳐져 있다.
- 성인의 1일 배출하는 소변량 : 약 1.5L
- 소변 성분
  - 혈구, 지방, $H_2O$, 요소 등
- 콩팥(신장)의 기능적 최소 단위인 콩팥단위(네프론 nephron)란 선구조물의 집합체로서 한쪽 콩팥에 약 100만 개씩 있다.
- 콩팥단위(nephron)
  - 콩팥소체(신소체 renal corpuscles)
  - 토리(사구체 glomerulus)
  - 보오만주머니(Bowman's capsule)
  - 세뇨관(renal tubule)
- 토리(사구체)는 여과, 세뇨관은 재흡수 및 재분비를 하는 부위이다.
- 콩팥(신장)의 지방 피막은 콩팥(신장)을 제 위치에 고정시키는 역할을 한다.
- 양 콩팥(신장)의 체중비는 성인 1 : 240이고 어린이는 1 : 80정도이다.
- 조직은 점막, 근육층, 바깥막의 3층 구조(adventitia)이며 겉질(피질)은 가장 가쪽(외측)에 위치한다.

## 03 요관(Ureter)

신장에서 방광까지 연결시켜 주는 약 25cm 통로. 기능은 거의 없다.

## 04 방광(Urinary bladder)

- 소변을 잠시 저장하는 주머니로 빈 방광은 상면, 2개의 하면, 후면으로 상면은 복강쪽을 향하고 2개의 하면은 측복벽을 향하며 후면은 직장을 향하고 방광저를 이룬다.
- 약 500cc 용량으로 남자는 곧창자(직장) 앞에, 여자는 자궁과 질 앞 부위에 위치한다.
- 150~300cc 때 요의를 느낀다.

## 05 요도(Urethra)

- 전립샘을 통과하므로 전립샘이 비대하면 배뇨장애가 발생한다.
- 음경의 해면체부는 발기성 조직으로 되어 있다.

• 남자 : 약 15~20cm, 여자 : 약 3~4cm

## 06 콩팥(신장)질환

• 콩팥돌증(신결석증 nephrolithiasis)
 – 콩팥깔때기(신우 renal pelvis) 부위에 돌(stone)이 생기는 것

• 임균성요도염(gonococcal urethritis)
 – 성교시(sexual intercourse)에 감염

• 방광염(cytitis)
 – 기생충, 세균성 감염(대장균, 사슬알균, 포도알균)

• 혈액 체내에 있는 독소
 – 토리(사구체) 손상

## 핵심문제

### 0001

콩팥(신장)의 토리쪽곱슬세관(근위곡세뇨관)과 먼쪽곱슬세관(원위곡세뇨관) 사이의 부위명으로 옳은 것은?

① 콩팥피라밋(신추체) ② 콩팥깔때기(신우) ③ 콩팥유두(신유두)
④ 토리주머니(사구체낭) ⑤ 헨레고리

✣ **문헌** 박인국 외, 생리학, 라이프사이언스, 2003, p.389

### 0002

콩팥단위(네프론)의 요세관(세뇨관)을 이루는 해부학적 부위로 옳은 것은?

**보기**

가. 토리주머니(사구체낭) 나. 토리쪽곱슬세관(근위곡세뇨관)
다. 헨레고리 라. 먼쪽곱슬세관(원위곡세뇨관)

① 가, 나, 다 ② 가, 다 ③ 나, 라 ④ 라 ⑤ 가, 나, 다, 라

✣ **문헌** 박인국 외, 생리학, 라이프사이언스, 2003, p.390

### 0003

콩팥위샘(부신)의 해부학적 구조에 대한 설명으로 옳은 것은?

**보기**

가. 피라미드형 기관으로 좌우콩팥(신장) 위에 1쌍이 있다.
나. 겉질(피질)과 속질(수질)부로 구성되고 서로 다른 호르몬을 분비한다.
다. 콩팥위샘겉질(부신피질)은 토리층(사구대), 다발층(속상대), 그물층(망상대)으로 이루어져 있다.
라. 콩팥(신장)과 같은 크기로 망상구조이다.

① 가, 나, 다 ② 가, 다 ③ 나, 라 ④ 라 ⑤ 가, 나, 다, 라

✣ **문헌** 한국해부생리학 교수협의회, 인체해부학, 현문사, 2007, p.367

### 0004

콩팥(신장)의 구조 및 특징으로 옳은 것은?

**보기**

가. 제12등뼈(흉추)에서 제3허리뼈(요추) 사이에 놓여 있다.
나. 콩팥(신장)의 지방 피막은 콩팥(신장)을 제위치에 안착시키는데 중요한 역할을 한다.
다. 콩팥(신장)의 겉질(피질)은 가장 외층에 위치한다.
라. 토리(사구체)는 여과, 요세관(세뇨관)은 재흡수 및 재분비 기능을 갖는다.

① 가, 나, 다 ② 가, 다 ③ 나, 라 ④ 라 ⑤ 가, 나, 다, 라

✣ **문헌** 한국해부생리학 교수협의회, 인체해부학, 현문사, 2007, p.324

## 해설

**0001**

• 토리주머니(사구체낭)을 지나 토리쪽곱슬세관(근위곡세뇨관), 헨레고리, 먼쪽곱슬세관(원위곡세뇨관), 집합관으로 이어진다.

**0002**

• 요세관(세뇨관)은 토리주머니(사구체낭), 토리쪽곱슬세관(근위곡세뇨관), 헨레고리 하행각, 헨레고리 상행각, 먼쪽곱슬세관(원위곡세뇨관) 등으로 이루어진다.

**0003**

• 우측 콩팥위샘(부신)은 울퉁불퉁한 피라밋 형태이고, 좌측 콩팥위샘(부신)은 우측보다 약간 크고 초승달 모양이다.

**0004**

• 콩팥(신장)은 강낭콩 모양으로 허리 상부에 위치하는 복막후 장기이다.

**정답** 1 ⑤ 2 ⑤ 3 ① 4 ⑤

## 핵심문제

### 0005

음경 심동맥을 싸고 있으며, 발기장치로 중요한 조직은?

① 음경 해면체 ② 요도 해면체 ③ 귀두부 ④ 요도 막성부 ⑤ 요도 음경부

✣ 문헌 한국해부생리학 교수협의회, 인체해부학, 현문사, 2007, p.342

### 0006

여성생식기에 대한 해부학적 설명으로 옳은 것은?

**보기**

가. 난소는 골반 양측 벽에 접촉하는 약간 편평한 실질기관이다.
나. 질은 전후로 편평한 길이 7cm 정도의 평활근성 관강기관이다.
다. 자궁벽은 내막, 근층 및 외막의 3층으로 구성되어 있다.
라. 수정란이 착상되는 층은 자궁내막이다.

① 가, 나, 다 ② 가, 다 ③ 나, 라 ④ 라 ⑤ 가, 나, 다, 라

✣ 문헌 한국해부생리학 교수협의회, 인체해부학, 현문사, 2007, p.351

### 0007

오줌보(방광)의 해부학적 구조로 옳은 것은?

① 첨부, 목(경부), 저부의 3부분으로 나뉜다.

② 소변이 찬 오줌보(방광)는 두덩뼈결합(치골결합)에 닿는다.

③ 여성의 경우 후측각으로 요도가 나간다.

④ 여성의 경우 하각으로 요관이 들어온다.

⑤ 빈 오줌보(방광)는 4개의 삼각면을 갖는다.

✣ 문헌 이성호 외, 인체해부학, 현문사, 2005, p.314

### 0008

다음과 같은 특징은 갖는 남성생식기계로 옳은 것은?

**보기**

- 가장 큰 부속선이다.
- 실질에는 바닥부(기저부) 후면을 통해 사정관이 들어온다.
- 오줌길(요도) 몸쪽(근위부)을 둘러싸고 있다.
- 오줌보(방광) 아래에 위치한다.

① 고환 ② 정관 ③ 부고환 ④ 전립선 ⑤ 구요도선

✣ 문헌 이성호 외, 인체해부학, 현문사, 2005, p.429

## 해설

**0005**

- 음경 양쪽을 달리는 2개의 음경해면체는 음경각이라 하며 각각 두덩뼈(치골) 내면에서 일어나 앞 끝은 뾰족하고 귀두에 붙어 있다.

**0006**

- 여성생식기는 난소, 난관, 자궁이 주체를 이루며 교접기 및 산도로서의 질과 유선이 부속된다.

**0007**

- 빈 오줌보(방광)는 상면과 2개의 하면, 후면으로, 상면은 복강쪽을 향하고 2개의 하면은 측복벽을 향하며 후면은 직장을 향하고 방광저를 이룬다.

**0008**

- 크기는 밤톨정도이고 바닥부(기저부)는 방광경에 붙고 첨단부는 요생식격막에 놓여있다.

**정답** 5 ① 6 ⑤ 7 ⑤ 8 ④

## 0009

비뇨기계에 속하는 것으로 옳은 것은?

| 보기 |
|---|
| 가. 콩팥(신장) 나. 요관 다. 방광 라. 요도 |

① 가, 나, 다 ② 가, 다 ③ 나, 라 ④ 라 ⑤ 가, 나, 다, 라

✣ **문헌** 한국해부생리학 교수협의회, 인체해부학, 현문사, 2007, p.324

## 0010

콩팥(신장)의 해부학적 특징으로 옳은 것은?

| 보기 |
|---|
| 가. 허리상부에 위치하는 복막후 장기<br>나. 우측 콩팥(신장)은 좌측보다 더 낮다<br>다. 겉질(피질)은 속질(수질)보다 혈관이 많다<br>라. 외측은 볼록하고 내측은 오목하다 |

① 가, 나, 다 ② 가, 다 ③ 나, 라 ④ 라 ⑤ 가, 나, 다, 라

✣ **문헌** 한국해부생리학 교수협의회, 인체해부학, 현문사, 2007, p.324

## 0011

콩팥(신장)의 구조적 · 기능적 단위로 옳은 것은?

① 콩팥깔때기(신우) ② 콩팥단위(신원) ③ 콩팥소체(신소체)
④ 토리(사구체) ⑤ 토리주머니(사구체낭)

✣ **문헌** 한국해부생리학 교수협의회, 인체해부학, 현문사, 2007, p.327

## 0012

콩팥단위(신원)를 구성하는 콩팥(신장)의 미세구조로 옳은 것은?

| 보기 |
|---|
| 가. 콩팥세관고리(헨레고리) 나. 콩팥소체(신소체)<br>다. 토리주머니(사구체낭) 라. 콩팥뇨세관(세뇨관) |

① 가, 나, 다 ② 가, 다 ③ 나, 라 ④ 라 ⑤ 가, 나, 다, 라

✣ **문헌** 한국해부생리학 교수협의회, 인체해부학, 현문사, 2007, p.327

### 해설

**0009**

- 콩팥(신장)은 오줌을 만들며, 요관은 오줌을 방광까지 내려보낸다. 방광은 오줌을 저장하고 요도는 오줌을 체외로 배출한다.

**0010**

- 콩팥(신장)은 대개 제12등뼈(흉추)에서 제3허리뼈(요추) 사이에 좌우측에 놓여 있다.

**0011**

- 1개의 콩팥(신장)에는 100만개 이상의 콩팥단위(신원 nephron)가 있다.

**0012**

- 콩팥단위(신원)는 콩팥소체(신소체)와 콩팥뇨세관(세뇨관)으로 구성된다.

**정답** 9 ⑤ 10 ⑤ 11 ② 12 ③

## 핵심문제

### 0013

콩팥소체(신소체)를 구성하는 콩팥(신장)의 미세구조로 옳은 것은?

**보기**

가. 토리(사구체)　　나. 콩팥소체(신소체)
다. 토리주머니(사구체낭)　　라. 콩팥뇨세관(세뇨관)

① 가, 나, 다　② 가, 다　③ 나, 라　④ 라　⑤ 가, 나, 다, 라

✣ **문헌** 한국해부생리학 교수협의회, 인체해부학, 현문사, 2007, p.327

**해설 0013**

- 콩팥소체(신소체)는 토리(사구체)와 토리주머니(사구체낭)로 구성된다.

### 0014

콩팥뇨세관(세뇨관)을 구성하는 콩팥(신장)의 미세구조로 옳은 것은?

**보기**

가. 토리쪽곱슬세관(근위곡세뇨관)　　나. 콩팥세관고리(헨레고리)
다. 먼쪽곱슬세관(원위곡세뇨관)　　라. 작은콩팥술잔(소신배)

① 가, 나, 다　② 가, 다　③ 나, 라　④ 라　⑤ 가, 나, 다, 라

✣ **문헌** 한국해부생리학 교수협의회, 인체해부학, 현문사, 2007, p.327

**해설 0014**

- 토리쪽(근위) 및 먼쪽곱슬세관(원위곡세뇨관)은 겉질(피질)에 위치하고, 콩팥세관고리(헨레고리)는 속질(수질)에 위치한다.

### 0015

방광의 해부학적 위치이다. ( A )와 ( B )의 위치로 옳은 것은?

**보기**

남성의 경우 방광은 ( A )바로 앞에 놓이며, 여성의 경우는 ( B )의 앞에 위치한다.

| | ① | ② | ③ | ④ | ⑤ |
|---|---|---|---|---|---|
| A | 작은창자 | 작은창자 | 직장 | 직장 | 막창자꼬리돌기(충수돌기) |
| B | 자궁과 질 | 난소 | 난소 | 자궁과 질 | 자궁과 질 |

✣ **문헌** 한국해부생리학 교수협의회, 인체해부학, 현문사, 2007, p.332

**해설 0015**

- 남성의 경우 곧창자(직장) 앞에 있으며, 여성은 자궁과 질의 앞에 위치한다.

### 0016

정자와 난자의 발생과정 중 발생과정이 같은 단계로 짝지어진 것은?

① 1차정모세포 – 제2난모세포　② 1차정모세포 – 제1극체
③ 2차정모세포 – 제1극체　④ 2차정모세포 – 제2극체
⑤ 정자세포 – 제1난모세포

✣ **문헌** 한국해부생리학 교수협의회, 인체해부학, 현문사, 2007, p.340

**해설 0016**

- 1차정모세포 – 1차난모세포
- 2차정모세포 – 2차난모세포와 제1극체
- 정세포 – 난세포
- 정자 – 난자와 제2극체

**정답** 13 ② 14 ① 15 ④ 16 ③

## 0017

자궁의 해부학적 특징으로 옳은 것은?

보기

가. 외면은 자궁저, 자궁체, 경부로 구분한다.
나. 임신 시에는 자궁저가 배꼽높이 이상까지 도달한다.
다. 벽은 점막, 근층, 장막의 3층으로 되어 있다.
라. 내막은 섬모상피로 덮여 있다.

① 가, 나, 다 ② 가, 다 ③ 나, 라 ④ 라 ⑤ 가, 나, 다, 라

✣ 문헌 한국해부생리학 교수협의회, 인체해부학, 현문사, 2007, p.349

## 0018

다음과 같은 해부학적 구조로 되어있는 여성생식기관으로 옳은 것은?

보기

- 골반 바깥쪽의 얕은 오목에 위치
- 난소 인대에 의해 자궁위쪽에 부착
- 자궁 양측 가쪽으로 위치

① 질 ② 나팔관 ③ 요도 ④ 난소 ⑤ 처녀막

✣ 문헌 홍용근 외, 인체생리학, 정담미디어, 2009, p.518

## 0019

콩팥단위(신원)를 이루는 구성요소로 옳지 않은 것은?

① 사구체 ② 사구체낭 ③ 근위곡세뇨관 ④ 콩팥깔때기 ⑤ 헨레고리

✣ 문헌 한국해부생리학교수협의회, 인체해부학, 현문사, 2008, p.329

### 해설

**0017**

- 자궁의 전체 모양은 서양배를 거꾸로 세워놓은 듯한 모습이다.

**0018**

- 난소의 길이는 2.5–3.5cm, 너비 2cm, 두께 1cm 정도이다.

**0019**

- 신원은 신소체와 세뇨관으로 구성되며, 신소체는 사구체와 사구체낭, 세뇨관은 근위곡세뇨관, 헨레고리, 원위곡세뇨관으로 구성된다.

정답 17 ⑤ 18 ④ 19 ④

# 순환기계

## 01 순환계

- 혈관계(blood vascular system) : 혈액이 흐르는 관(blood transport)
- 림프계(lymphatic system) : 림프액이 흐르는 관(lymph transport)
- 물질의 운반 : nutrient, oxygen, hormone, 물질대사 중간물(waste product)

## 02 혈관(Blood vessel)

- 대동맥(aorta) → 소동맥( small artery) → 세동맥(arteriole) → 모세혈관(capillary) → 세정맥(venule) → 소정맥(small vein) → 대정맥(vena cava)
- 굵기에 따라
  - artery
    - 대동맥(aorta)
    - 소동맥( small artery)
    - 세동맥(arterioles) → 모세혈관(capillary)으로 갈라진다.
  - Vein
    - 세정맥(venules)
    - 소정맥(small vein)
    - 대정맥(vena cava)
- 일반적으로 모세혈관에서 동맥과 정맥이 연결되어 있으나 다음과 같은 경우도 있다.
  - 문합 : 세동맥이나 세정맥의 가지끼리 연결되는 것
  - 가쪽순환(측부순환) : 보다 굵은 혈관끼리 이어지는 것
  - 동정맥문합 : 순환장애가 있을 때 세동맥과 세정맥이 바로 이어지는 것
  - 종동맥 : 문합이 거의 없거나 또는 극히 적은 동맥이 분포하는 영역이나 기관
    ex) 뇌, 목부위(경부), 간, 콩팥(신장), 갑상샘, 이자(비장), 심근
  - 이 종동맥에 순환장애가 발생하면 그 부위에서 말초 부위에 있는 조직에 혈액 공급이 차단되어 심한 장애가 야기된다.

### 1) 동맥의 구조

- 속막(내막 intima tunica)
  - 내피(endothelium) : 가장 안쪽에 단층편평상피로 되어 있는 것. 섬세한 결합조직으로 받쳐져 있다.
  - 속탄력막(internal elastic membrane) : 내피 바깥쪽에 탄력섬유로 되어 있고 중간막과의 경계를 짓고 있다.
- 중간막(media tunica)
  - 윤상으로 달리는 민무늬근(평활근)으로 되어 있고, 탄력섬유가 발달되어 있다.
- 바깥막(외막 adventitia tunica)
  - 주로 세로로 놓여있는 결합조직 섬유들로 형성되고 중간막과의 사이에 바깥탄력막(external elastic membrane)이 있으나 속탄력막보다 발달이 미약하다.

### 2) 몸동맥(전신동맥 Systemic arteries)

- 대동맥(aorta) : 직경 3cm 정도의 몸순환(대순환)의 시작 혈관으로 왼심실에서 기시하여 동맥혈을 신체 각부로 보낸다.
- 오름대동맥(상행대동맥 ascending aorta) : 왼심실에서 기시하여 대동맥활(대동맥궁)로 이어지는 직경 2~3cm, 길이 5cm 정도의 혈관으로 대부분 심장막안(pericardial cavity) 속에 들어 있다.
- 대동맥활(aortic arch) : 오른쪽 둘째 복장갈비(흉골늑골)관절 높이에서 오른허파동맥(우폐동맥) 및 왼기관지(좌기관지)를 넘어 위로 볼록한 모양의 혈관으로 허파동맥(폐동맥) 위를 활(아치)모양으로 넘어서 왼쪽으로 나가 넷째 등뼈(흉추골)몸통 왼쪽에서 가슴대동맥이 된다. 오른쪽으로부터 차례로 팔머리동맥(완두동맥간 brachiocephalic trunk), 왼온목동맥(좌총경동맥 left

common carotid artery), 왼빗장밑동맥(좌쇄골하동맥 left subclarvian artery) 3개의 큰 가지가 나와 있다.

- 팔머리동맥(완두동맥간 brachiocephalic trunk) : 대동맥활 세 가지 중 가장 굵고 오른온목동맥(우총경동맥 right common carotod artery)과 오른빗장밑동맥(우쇄골하동맥 right subclavian artery)으로 갈라진다.
- 왼온목동맥(좌총경동맥 left common carotid artery) : 대동맥활에서 나온 세 가지 중 가운데 위치하며 대동맥활에서 직접 기시하므로 오른온목동맥(우총경동맥)보다 더 길다.
- 왼빗장밑동맥(좌쇄골하동맥 left subclavian artery) : 대동맥활에서 기시하며 오른쪽것보다 길다.
- 속목동맥(내경동맥 internal carotid artery) : 온목동맥(총경동맥)에서 갈라져 인두 옆을 따라 올라가 머리뼈(두개) 바닥의 목동맥관(경동맥관 carotid canal)속을 통과하여 머리뼈(두개)속으로 들어가며 목부분, 목동맥관(경동맥관)부분, 해면정맥굴부분, 뇌부분 등 4 부위로 구분된다.
- 바깥목동맥(외경동맥 external carotid artery) : 속목동맥(내경동맥)과 갈라져서 아래턱뼈(하악골)가지의 속을 올라가 턱관절 근처에서 위턱동맥(상악동맥 maxillary artery)과 같은 얕은관자동맥(얕은측두동맥 superficial temporal artery)으로 갈라진다.

  바깥목동맥(외경동맥)은 뇌와 시각기를 제외한 머리피부와 얼굴, 치아, 뇌경질막, 목부분 등에 분포하여 위갑상동맥(상갑상선동맥 superior tyroid artery), 오름인두동맥(상인두동맥 ascending pharyngeal artery), 혀동맥(설동맥 ligual artery), 얼굴동맥(안면동맥 facial artery), 뒤통수동맥(후두동맥 occipital artery), 뒤귓바퀴동맥(posterior auricular artery), 얕은관자동맥(천측두동맥 superficial temporal artery), 위턱동맥(상악동맥 maxillary artery) 등 8개의 분지로 나누어진다.
- 빗장밑동맥(쇄골하동맥 subclavian artery) : 팔(상지)로 가는 혈관으로 오른쪽은 팔머리동맥(완두동맥) 사이에서 분지하고 왼쪽은 대동맥활의 셋째가지로서 기시하며 왼쪽과 오른쪽 모두 빗장뼈와 첫 번째 갈비뼈(늑골) 사이를 지나 겨드랑이로 가서 겨드랑동맥(액와동맥 axillary artery)이 된다.

  주요한 분지는 갑상목동맥(갑상경동맥간 thyrocervical trunk), 속가슴동맥(내흉동맥 internal thoracic artery), 척추동맥(추골동맥 vertebral artery), 갈비목동맥(늑골경동맥 costocervical artery) 등이 있다.
- 팔동맥(상완동맥 brachial artery) : 겨드랑동맥(액와동맥)이 큰둘레근(큰원근) 혹은 큰가슴근(대흉근) 아래에서 형성된 혈관으로 깊은팔동맥(상완동맥 deep brachial artery), 위자뼈쪽곁동맥(위척골쪽곁동맥 superior ulnar collateral artery), 아래자뼈쪽곁동맥(아래척골쪽곁동맥 inferior ulnar collateral artery), 팔굽관절동맥그물(network of elbow joint) 등으로 분지된다.
- 자동맥(척골동맥 ulnar artery)과 노동맥(요골동맥 radial artery) : 겨드랑동맥(액와동맥)이 위팔두갈래근(상완두갈래근)의 안쪽을 따라 내려가 팔오금에 이르는 동맥
- 겨드랑동맥(액와동맥 axillary artery) : 빗장밑동맥(쇄골하동맥)의 연속이며 팔동맥(상완동맥)으로 이어지고 가슴봉우리동맥(흉견봉동맥 thoracoacromial artery), 가쪽가슴동맥(외측가슴동맥 lateral thoracic artery), 어깨밑동맥(견갑하동맥 subscapular artery), 앞 · 뒤 위팔휘돌이동맥(상완회선동맥 anterior and posterior humeral circumflex artery) 등으로 분지된다.

• 가슴대동맥(흉대동맥 thoracic aorta) : 제4등뼈의 아래연으로부터 가슴막(횡격막)까지 뻗어 있으며 가슴막을 통과한 후부터 배대동맥(복대동맥 thoracic aorta)이 시작된다.

• 배대동맥(복대동맥 abdominal aorta) : 가로막(횡격막)의 대동맥구멍(대동맥열공 aortic hiatus)에서 시작하여 제4허리뼈까지 척주 앞으로 내림하며 두개의 말단 가지를 낸다.

• 정중엉치동맥(정중천골동맥 median sacral artery) : 왼 · 오른온엉덩동맥(좌 · 우 총장골동맥)의 분기점에서 배대동맥(복대동맥)의 뒤에서 기시하는 작고 긴 혈관으로 엉치뼈(천골)를 따라 꼬리뼈(미골)로 내려오면서 골반아래벽과 곧창자(직장)에 분지한다.

• 온엉덩동맥(총장골동맥 common iliac arteries) : 왼 · 오른온엉덩동맥(좌 · 우 총장골동맥)은 짧은 혈관이며 배대동맥(복대동맥)이 두 개로 분지될 때 형성되며 엉

치엉덩관절(천장관절)높이에서 온엉덩동맥(총장골동맥)은 각각 속·바깥동맥(내·외장골동맥 internal·external iliac artery)을 낸다.

### 3) 전신모세혈관(Systemic capillaries)

- 지름이 7~9$\mu$ 되는 매우 가늘고 얇은 혈관
- 단층의 내피세포와 이를 지지해 주는 바닥막(기저막 basal lamina)으로 구성되어 있고
- 대부분의 경우의 많은 돌기가 나와 있는 납작한 바깥막세포(외막 pericyte or advential cell)로 싸여 있다.

### 4) 전신정맥(Systemic veins)

- 구조
  - 몸순환정맥(체순환정맥)은 심장정맥굴지류(관상정맥동지류 tributaries of the coronary sinus), 대정맥지류(tributaries of the vena cava) 그리고 문정맥지류(tributaries of the portal vein)로 나눌 수 있다.
  - 정맥은 동맥보다 얇고 연하다.
  - 속막(내막 intima tunica) : 내피 밑에 결합조직이 받치고 있으나 속탄력막의 발달 미약
  - 중간막(media tunica) : 동맥보다 매우 얇고 주로 윤상으로 달리는 민무늬근(평활근)으로 되어 있다.
  - 바깥막(외막 adventitia tunica) : 잘 발달되어 중간막 보다 오히려 더 두껍다.
  - 팔다리(사지)에 분포된 정맥에는 심장으로 흐르는 혈액이 역류되는 것을 방지하는 정맥판(venous valve)이 있다.
- 심장정맥굴지류(관상정맥동지류 tributaries of the coronary sinus) : 심장의 심근에서 회수되는 넓은 정맥으로 오른심방으로 개구한다.
- 위대정맥지류(상대정맥지류 tributaries of the superior vena cava) : 대동맥에 상응하는 두 개의 큰 전신정맥으로 위대정맥(상대정맥 superior vena cava)과 아래대정맥(하대정맥 inferior vena cava)이 있다. 위대정맥(상대정맥)은 큰정맥간으로 세로칸(종격) 위부위(상부)에 위치하고 오름대동맥(상행대동맥) 및 대동맥중에 상응하는 것이다. 위대정맥(상대정맥)의 지류는 왼·오른팔머리동맥(좌·우 완두정맥 right and brachiocephalic vein)과 홀정맥(기정맥 azygos vein)이다.
- 아래대정맥지류(하대정맥지류 tributaries of the inferior vena cava) : 인체에서 가장 큰 정맥으로 배안속(복강내)의 제 5허리뼈 높이에서 시작하여 대동맥의 오른쪽 척주를 따라 오름한다.
- 온엉덩정맥(총장골정맥 common iliac veins) : 엉치엉덩관절(천장관절 sacroiliac joint) 앞에서 속·바깥엉덩정맥(내·외장골정맥 interior and external iliac veins)이 합해진 혈관
- 간문맥계(hepatic portal system) : 문정맥(portal vein)과 그의 지류로 이루어진 혈관으로 소화관과 이자(비장)로부터 혈액을 회수하여 간으로 보낸다.

### 5) 혈관의 영역

- 심장의 pump 작용에 의하여 심장에서 출발하여 심장으로 되돌아오는 폐쇄된 관계이다.
- 동맥(artery)영역
  - 심장에서 → 모세혈관(capillary)까지 혈액운반
- 정맥(vein)영역
  - 모세혈관 → 심장으로 혈액운반
- 모세혈관(blood capillary) 영역
  - 조직내에서 그물모양으로 분포하고 그 속을 흐르는 혈액과 바깥 조직사이의 물질 교환을 하는 미세혈관으로 동맥과 정맥을 연결한다.

### 6) 혈관의 일반적 구조(General structure of blood vessels)

- 속막(내막 tunica intima) 내피(endothelium) : 단층편평상피 내탄력막(internal elastic membrane) : 탄력섬유로 구성
- 중간막(tunica media) : 윤상의 민무늬근(평활근 smooth muscle)+탄력섬유(fibrous tissue)
- 바깥막(외막 tunica adventitia) : 세로로 놓여 있는 결합조직 섬유의 막

● **동맥과 정맥의 비교**

| | 동 맥 | 정 맥 |
|---|---|---|
| 속막 | 발달 | 미약 |
| 중간막 | 두껍다 | 얇다 |
| 바깥막(외막) | | 중간막보다 두껍다 |
| 정맥판막 | | 2mm이하에서 정맥판막 |
| 관체두께 | 두껍다 | 얇다 |

## 03 순환(Circulation)

- 혈액이 혈관속을 순환하는 동안 혈액성분과 전신의 조직사이에 이루어지는 물질교환 과정으로 모세혈관의 내피세포(endothelial cell)를 통하여 이루어진다.
- 온몸순환(체순환, 대순환 systemic circulation)
  - 왼심실(좌심실) → 대동맥 → 동맥 → 세동맥 → 모세혈관 → 전신 → 세정맥 → 정맥 → 대정맥 → 오른심방(우심방)
- 허파순환(폐순환, 소순환 pulmonary circulation)
  - 오른심실 → 허파동맥(폐동맥) → 허파(폐) → 허파정맥(폐정맥) → 왼심방(좌심방)

## 04 혈액(Blood)

- 폐쇄된 순환기계통 내에 유동하는 액체의 조직
- 전신을 순환함으로써 각 조직, 기관의 조직액을 연락교류시켜 과잉물질을 외부에서 보충하여 전신의 체액성분을 균등하게 하는 작용을 한다.
- 혈액량은 체중의 약 8~8.5%(1/12~1/13) 차지
- 성인 남자의 혈액량 : 약 5L/60Kg

### 1) 혈액의 구성

- Blood
  - 혈장(액체성분 Plasma)
    * Serum : Albumin, Globulin
    * 섬유소(fibrinogen)
  - 혈구(세포성분, Cell) : RBC(erythrocyte), WBC (leucocyte), Platelet(thrombocyte)
- 혈액의 pH 7.4(7.35~7.45)
- 비중 1.055(1.056~1.066)

### 2) 혈액의 기능

- $O_2$ · $CO_2$운반 및 교환
- 영양물질의 운반
- 노폐물의 운반
- 항체에 의한 면역작용
- 생체의 수분조절 작용
- 체온조절
- 호르몬 운반
- 교질, 삼투압 조절
- 산 · 염기의 평형조절
- 혈압조절 작용

### 3) 측정방법

- 직접법 : 1854년 Welker
  - 실험동물을 사용하여 처음으로 혈액량을 측정하였기 때문에 Welker's method라고도 한다.
- 간접법 : 일명 희석법(dilution method)
  - 혈구법: Co, $Fe^{59}$ 또는 $Fe^{59}$, $P^{32}$ 및 $Cr^{51}$ 등이 쓰이고 있다.
  - 혈장법 : Evan's blue T-1824<br>RISA(radioiodinated serum albumin)

이 방법으로 얻은 값은 혈장량 혹은 혈구량이 된다.

## 05 적혈구용적률(헤마토크리트, Hct)

- 혈액에서 적혈구가 차지하는 용적
- 약 45% 이상이면 혈구과다증, 이하이면 빈혈

## 06 적혈구(RBC, erythrocyte)

- 무핵, 원반상이고 평균 직경이 6~8.5$\mu$의 세포
- 중심부는 양측에서 약간 함몰되어 있다.
- 혈색소(Hemoglobin, Hb)를 함유하며 귤색(orange color)이다.
- 혈액 1$mm^3$에 대하여
  - 성인남자 : 평균 450만~600만 개
  - 성인여자 : 평균 480만(400만~550만)
  - 신생아에게는 많고 아동기에서는 적다.
- 수명 : 약 3~4개월(120일)
- 파괴 장소 : 간, 지라(비장)
- 형성 장소 : 골수
  - 20세까지 : 골수
  - 20세 이후 : 적골수{납작뼈(편평골), 엉덩뼈(장골)의 뼈끝(골선단)}
  - RBC 생성 조혈자극 hormone : erythropoietin (kidney에서 분비되는 hormone)
  - 순환혈 중의 적혈구가 너무 많으면 생성은 억제되고 적혈구가 너무 적으면 생성은 촉진된다.

### 1) 적혈구의 생성과 성숙

- 적혈구가 감소되는 경우
  - Hb 함량의 이상
  - 요독증
  - 각종 내분비 장애
  - 염산, 피리독신, Fe의 결핍 때
- 심한 근 작업, 신경흥분의 산소결핍에 의하여 생리적으로 증가한다.
- 급속히 일어나는 적혈구 증가는 → 비장(지라), 기타 혈액 저장소에서 공급된 것이다.
- 지속적인 산소결핍(고산지 거주) 때의 증가는 → 골수 기능 항진에 의한 것이다.

### 2) 혈색소(Hemoglobin, Hb)

- 64,450개의 분자량
  - porphyrin ring 4개가 하나의 heme 분자를 이룬다.
  - heme 분자 4개가 하나의 hemoglobin을 이룬다.
- 기능
  - $O_2$운반(산소와 쉽게 결합)
- 용혈(hemolysis) : 적혈구 중의 혈색소가 세포 밖으로 나오는 현상이며 용혈되면 혈장이 붉어진다.
- 정상적인 사람의 Hb양은 혈액 100ml 속에 15g 정도이며 하나의 Hb은 1.34ml의 산소와 결합할 수 있다.

### 3) 빈혈(Anemia)

- 적혈구의 수효가 적거나 헤모글로빈 농도가 작은 경우로 산소의 운반 능력이 감소된다.
- RBC의 수 : 400만개/$mm^3$ 이하
- Hemoglobin : 10~12gm%이하(정상 15gm%)
- 빈혈의 종류
  - 출혈성 빈혈
  - 재생 불량성 빈혈
  - 용혈성 빈혈
  - 영구 부전빈혈(maturation failure anemia)

## 07 백혈구(WBC, leucocyte)

- 말초혈액 1$mm^3$ 중에 4,500~9,000개(평균 6,000~7,000개)가 있지만 개인차가 있고 소아는 성인에 비해서 많으며 분류별로는 성인은 중성백혈구가, 소아는 림프구가 비교적 많다.
- 일주변동은 오전은 오후에 비해서 적고 근 작업, 소화, 임신 분만, 세균감염 등에 의해서 증가한다.
- 적혈구보다 크고 직경이 1~1.25배
- 수명 : 매우 다양하다. 수시간~수개월
  - 과립성 백혈구 : 평균 12시간(세균 등 감염시 탐식 후 죽으므로 짧을 수도 있다.)
  - 단핵구 : 수주~수개월
  - 림프구 : 100~200일

### 1) 분류

- 과립백혈구
  - neutrophilis(호중성구) : 55~65%, 세균탐식 능력이 제일 강하다. 사멸하면 고름(농 pus)이 된다.
  - 세균에 대한 포식작용, 급성염증, 급성막창자꼬리염(급성충수염)시 가장 활발
  - eosinophilis(호산성 백혈구) : protein 분해 효소가 있어 이물에 대한 해독작용, 기생충감염, allergy성 질환시 증가
  - basophilis(호염기구) : heparin 함유(혈액응고 방지)
- 무과립 백혈구
  - lymphocyte(림프구): 림프조직, 면역반응과 관계 림프샘에서 만들어진다.
  - monocyte(단핵구): 백혈구 중 가장 크다. 강한 탐식 능력

### 2) 감별계수(Differential counting)

- 생체가 심한 육체운동을 하든지 아픔, 근육의 경련 및 염증 등이 발생되면 백혈구의 수효는 현저하게 증가된다.
- 질병의 종류에 따라 백혈구 중에서 특정한 백혈구만이 더욱 증가하여 총백혈구의 수효를 증가시킨다.
- 따라서 백혈구의 총수효를 측정하는 것보다 총수효에 대한 각 백혈구의 분율을 측정하는 것이 중요하다.

### 3) 백혈구의 이상

- 백혈구 증다증(leucocytosis) : 10,000개/$mm^3$ 이상
- 골수나 림프절의 이상적인 증식 → 백혈병(leukemia)
- 막창자꼬리염(충수염)의 경우는 2만 이상 증가
  급성폐렴의 경우는 10만 이상 증가
- 백혈구 감소증(leucopenia) : 4,000개/$mm^3$ 이하

-골수, 림프조직 기능저하, 영양부족 등 여러 가지 원인으로 인한다.

#### 4) 백혈구의 생성

- 과립성 백혈구, 단핵구 → 골수(bone marrow)
- 림프구 : 대부분 림프조직(림프샘, 이자, 편도선, 가슴샘) 생성
  가슴관(흉관)을 통해 혈관이동, 소수의 골수

## 08 혈소판(Platelet, thrombocyte)

- 거대핵세포(megakaryocyte)에서 유래한 작은 파편으로 1mm$^3$당 20~30만 개
- 혈액이 체외로 유출시에 맨 먼저 파괴됨
- 골수에 있는 거대핵세포의 파편
- 크기 : 2~4$\mu$ 정도
- 핵이 없다.
- 수: 20만~50만개/mm$^3$

#### 1) 기능

- 모세혈관 투과성의 억제작용
- Thrombocyte의 정착작용, 집합작용, 응집작용
- Thrombocyte는 혈관응고 촉진
- Thrombocyte blood clots를 수축

#### 2) 혈액응고에 관여하는 효소

- Thromboplastin 존재
- 보통 염색으로는 청자색에 짙게 염색되고 소량의 과립을 갖는다.
- 파괴되기 쉬운 성질을 갖고 다량의 세로토닌(serotonin) 외에 catecholamine, ATP, ribonucleoprotein, histamine을 함유
- 혈관벽에 교착해서 serotonin을 유지하고 serotonin은 혈관을 수축시킨다. 이때 혈소판에서 thromboplastin도 유리하고 혈액응고를 도와서 손상을 받은 혈관벽을 수복하고 출혈시에 지혈을 촉진한다.

#### 3) 혈전

- 혈액의 응고작용에 의해 생성된 핏덩어리를 말한다.
- 혈관이 상처를 입게 되면 상처부위에 혈소판이 모이게 되며, 이것을 피브린이라는 섬유소가 포위하여 응고를 하면서 출혈을 감소시킨다. 이 혈액응고제가 제 임무를 마친 후에는 다시 용해되어야 하는데 미처 용해되지 못하고 혈액속에 남게 되면 '혈전'이 되어 혈관속을 떠돌아다니게 된다.
- 뇌와 심장의 관상동맥에 혈전이 들어가면 뇌졸중(중풍), 성인병, 각종 순환기 질환을 일으킨다.

## 09 혈장(Plasma)

#### 1) 조성 성분

- 무기염류 : 0.931%
- 혈액의 50~60%, 혈장의 90%는 수분
- 혈장단백질 : 혈장의 7% 차지(fibrinogen, albumin, globulin)
- 혈장의 기타 성분
  -완충용액(buffer solution)
- 지질
  -정상농도에서는 혈장단백질과 결합해서 비교적 안정된 상태이나 지질대사가 항진한 경우(기아, 당뇨병)에는 저장된 지방이 동원되고 혈장이 우유처럼 혼탁하게 된다(지혈증).
- 비단백성 질소
- 혈당

#### 2) 혈장단백질의 생리작용

- 조직단백질과 혈장단백질 사이에 교환성이 있어 예비단백질 결핍시에 이용되며 혈장단백질이 정상보다 적어진 상태를 저단백증이라고 한다.
- 혈장단백질에 의한 삼투압을 혈장 콜로이드삼투압(colloid osmotic pressure 25~30mmHg)이라 하고 주로 albumin에 의해서 유지되고 있으며 혈압에 역행해서 혈관내의 수분을 보존하고 혈중단백질 감소시에는 혈장 수분이 조직으로 나와 부종(edema)을 일으킨다.
- 완충물질로서 혈액의 산-염기 평형을 유지하며 혈액에 점성을 부여하여 동맥 혈압을 유지하게 하는 작용을 한다.
- 혈액응고에 관여하는 인자(fibrin을 석출하는 fibrinogen)를 가지고 있으며 면역물질은 $\beta$-globulin이나 일부는 $\beta$-globulin에 있다.

- albumin과 globulin의 양 비 A/G비가 커지면 적혈구 침강속도가 빨라진다.

## 10 심장(Heart)

- 길이 14cm, 폭 10cm, 두께 8cm, 무게 250~300g정도의 크기로 심방과 심실중격에 의해 왼쪽과 오른쪽으로 나뉜다.
- 방실 판막은 혈액이 심실에서 심방으로 역류하는 것을 방지한다.
- 심장막안(강)에는 소량의 심장막액이 들어있어 심방박동에 따른 주위 조직과의 마찰을 방지한다.
- 심장은 두겹의 심장막(pericardium)에 싸여서 가슴안(흉강) 내에 있는 근육으로 된 hollow organ이다.
- 왼허파(좌폐)와 오른허파(우폐) 사이에 위치해 있고 가로막(횡격막) 위에 얹혀 있다.
- 정면에서는 외심실이 많이 보이고, 우심방에는 타원오목(난원와)이 있다.
- 위치 : 왼, 오른허파(좌, 우폐) 사이와 가로막(횡격막) 위의 중간세로칸(중종격)에 위치 정중선에서 2/3는 왼쪽, 1/3은 오른쪽

### 1) 심장벽(Heart wall)

- 심장바깥막(심외막 epicardium) : 심장벽에서 관상동맥의 부위.
- 심장막(pericardium) : 얇고 투명한 장막(serous membrane)으로 심장의 가장 표면을 덮고 있다.
- 심장근육층(myocardium) : muscle fiber로 구성
  - 심장근(heart muscle)으로 이루어진 두꺼운 층으로 심방과 심실을 나선상 또는 윤상으로 복잡하게 싸고 있다.
- 심장내막(endocardium) : 심장의 내면을 덮는 얇은 막
  - 단층편평상피인 내피와 이를 받치고 있는 결합조직으로 되어 있다.

### 2) 심장막(Pericardium)

- 심장을 싸고 있는 두 겹의 주머니
  - 섬유성 심막(fibrous pericardium) : 벽쪽심장막
  - 장막성 심막(serous pericardium) : 내장쪽심장막

### 3) 심장막안(pericardial space)

떨어져 있고 심장막안에는 심장박동에 따른 주위조직과의 마찰을 방지하기 위한 소량의 심장막액(pericardial fluid)이 있다.

### 4) 심장의 외관(External structure of heart)

- 혈액을 받아들이는 왼, 오른심방(left & right atrium)
- 혈액을 내보내는 왼, 오른심실(left & right ventricle)
- 심장바닥(심저 base) : 위쪽의 넓은 부분
- 심장꼭대기(심첨 apex) : 아래쪽의 뾰족한 부분
- 앞면 : 복장갈비면(흉늑면 sternocostal surface)
- 아래면 : 가로막면(횡격면 diaphragmatic surface)
- 심장의 위쪽 1/3부위에 가로로 달리는 윤상의 고랑을 심장동맥고랑(관상구 coronary groove)이라 한다(심실과 심방의 경계를 이루며 심장동맥이 지나감).
- 복장갈비면(흉늑면 sternocostal surface)과 가로막면(횡격면 diaphragmatic surface) 사이를 세로로 달리는 도랑이 있는데 이를 앞심실과 뒤심실사이고랑(전실 및 후실간구 anterior and posterior interventricular groove)라 한다. 왼, 오른심실의 경계를 이루고 혈관도 지나간다.

### 5) 심장의 내부(Internal structure of heart)

4개의 구획 : 2심방, 2심실

#### (1) 오른심방(우심방 right atrium)

- 신체의 모든 정맥을 받아들이는 곳.
- 심장의 바닥부위(기저부) 오른쪽(우측) 뒤위쪽(후상방)에 있으며 얇은 벽으로 구성
- 위벽(상벽) : 위대정맥(상대정맥 superior vena cava)이 있고 신체의 정맥을 받아들임
- 아래벽(하벽) : 아래대정맥(하대정맥 inferior vena cava)이 개구
- 심방사이중격(방간중격 interatrial septum)에 태아 순환시 왼심방과 오른심방을 교통하던 타원구멍(난원공)이 폐쇄된 타원오목(난원와 fossa ovalis)이 있다.
  - 타원구멍(난원공) : 태아순환에서 심방중격에 뚫려있는 구멍으로 이상 시에는 청색아(bluebaby)가 될 수 있다.
- 삼첨판막(tricuspid valve), 오른방실판막(right atrioventricular valve)

－오른심방과 오른심실사이의 3개의 판막 : 심실 → 심방으로 혈액 역류 방지

(2) 오른심실(우심실 right ventricle)
- 심장의 오른쪽앞(우전방)에 위치
- 오른심방에서 들어온 혈액을 허파동맥으로 내보내는 구실
- 허파동맥판막(pulmonary valve) : 허파동맥에 개구하는 허파동맥고랑(폐동맥구)에 있는 3개의 반달판막(반월판 semilunar valve)(혈관에서 심실로 역류방지)
- 왼심실과는 대부분이 비교적 두꺼운 심실사이막(실간중격 interventricular septum)으로 경계가 되어 있다.

(3) 왼심방(좌심방 left atrium)
- 심장의 왼쪽 뒤위부위(후방상부)에 위치
- 허파정맥(폐정맥)을 통해 운반되는 동맥혈을 수용하며 왼심실(좌심실)로 보내는 역할
- 이첨판막(bicuspid valve), 왼방실판막(좌방실판 left atrioventricular valve)
  －왼심방(좌심방)과 왼심실(좌심실)사이의 2개의 판막

(4) 왼심실(좌심실 left ventricle)
- 왼심방(좌심방)에서 들어온 동맥혈을 대동맥으로 유출시켜 전신에 보내는 역할
- 대동맥판막(aortic valve) : 대동맥구의 3개의 반달판막(혈관 → 심실로 역류방지)
- 대동맥활(대동맥궁)에서 분지되는 혈관은 왼온목동맥(좌총경동맥), 오른온목동맥(우총경동맥), 왼빗장밑동맥(좌쇄골하동맥), 팔머리동맥(완두동맥) 등이 있다.

(5) 심장의 판막(valve of heart)
- 심장에는 혈액을 항상 일정한 방향으로 흐르게 하기 위하여 4곳에 판막이 있다.
  －삼첨판막(tricuspid valve) : 오른심방과 오른심실 사이 3개의 판막
  －이첨판막(bicuspid valve) : 왼심방과 왼심실 사이 2개의 판막
  －허파동맥판막(폐동맥판 pulmonary valve) : 허파동맥굴(폐동맥구)의 3개의 반달판막(semilunar valve)
  －대동맥판(aortic valve): 대동맥고랑의 3개의 반달판막

## 11 심장의 전도계(Impulse conducting system)

- 전도과정
  －굴심방결절(동방결절 sinoatrial node : S-A node) → 방실결절(atrioventricular node : A-V node) → 방실다발(방실속 atrioventricular bundle : A-V bundle) → 심장전도근육섬유(퍼킨제 섬유 purkinje's fibers)
- 굴심방결절(동방결절 sinoatrial node : S-A node)
  －심장박동율을 조절하는 기본 주도자
  －여기서 발생된 자극은 왼, 오른심방을 수축시키며
  －방실결절에 형태학적인 연결 없이 전달된다.
- 방실결절(atrioventricular node : A-V node)
  －심장내막 밑에 있으며
  －오른심방의 심장정맥굴(관상정맥동구) 앞에 위치
- 방실다발(방실속 atrioventricular bundle : A-V bundle)
  －특수 심근 섬유다발
- 심장전도근육섬유(퍼킨제 섬유: purkinje's fibers)
  －방실다발 이하의 자극전도 섬유가 심근에 분포된 가지

## 12 심장 주기

- 심장이 수축하기부터 다음에 오는 수축까지(이완)
- 주기 → 0.8초, 1분에 70번 심장박동
- 심장주기
  －심방의 수축, 심실의 수축, 심실의 확장 등 3기로 나눈다.
- 심장주기를 심실을 기본으로 하여 수축기, 확장기 등 2기로 나눈다.
- 심장주기의 길이

| 심장주기의 각 시기 | 길이(초) |
|---|---|
| 심방수축기 | 0.11 |
| 심실수축기 | 0.27 |
| 심실확장기 | 0.42 |

## 13 심박출량(Cardiac output)

- 심장이 1분간 동맥계로 밀어내는 혈액량(박출량)
- 1회 박동량×심박수(맥박수)
  = (60~70ml/1회)×(70~80회/min) = 약 5L/min (여자는 이보다 약 10%가량 적다.)
  - 맥박수(heart rate) : 심장은 주로 자율신경인 교감신경과 부교감신경에 의해 조절
  - 맥박수의 증가: 교감신경에서 분비되는 epinephrine과 norepinephrine에 의해 증가 → 체온증가, $O_2$감소, $CO_2$증가, 혈중 pH 감소, 정서 및 감정의 변화 등
  - 맥박수의 감소: 부교감신경의 아세틸콜린(Acetylcholine)에 의한다. → 저온

**1) 교감신경이 심장에 미치는 영향**

- 교감신경이 흥분하면
  - 심장의 박동수 증가
  - 심장에서 흥분전도가 빨라진다.
  - 심근의 수축력 강화
  - 관상혈류(심장에 분포된 혈관)가 증가
  - 심장에 산소와 영양분 공급 증가

## 14 심장의 신경(Nerves of heart)

- 심장의 작용을 억제하는 부교감 신경인 미주신경
- 심박동을 촉진하는 교감신경 등의 자율신경이 분포

## 15 심장의 동맥

- 오름대동맥(상행대동맥 ascending aorta)
  - 왼심장동맥(좌관상동맥 left coronary artery) : 오름대동맥(상행 대동맥)에서 분지하여 심장꼭대기(심첨)로 내려가는 앞심실사이동맥(전실간동맥)으로 되어 심장의 복장갈비면(흉늑면)에 분포.
  - 왼심장동맥(좌관상동맥)은 심장을 싸고 있는 가장 큰 동맥으로 작은 투과성 세동맥을 통해 심근에 혈액을 공급한다.
  - 오른심장동맥(우관상동맥 right coronary artery) : 심장의 오른쪽(우측)으로 돌아 뒤심실사이동맥(후실간동맥)으로 되어 주로 가로막면(횡격면)에 분포
- 아래대동맥(하행대동맥 descending aorta)
  - 가슴대동맥(흉대동맥)
  - 배대동맥(복대동맥)
- 동맥에서 맥박을 촉지할 수 있는 이유는 심장에서 신체 각 부위로 혈액을 보내기 때문이다.

## 16 심장의 정맥

심근에 있는 정맥혈관은 큰심장정맥(great cardiac vein), 중간심장정맥(middle cardiac vein), 작은심장정맥(small cardiac vein) 등이다.

## 0001

허파(폐)로부터 산소를 받아 산화된 혈액이 유입되는 심장부위는?

① 우심실 ② 우심방 ③ 좌심실 ④ 좌심방 ⑤ 대동맥

✣ 문헌 신문균 외, 인체해부학, 현문사, 1993, p.253

## 0002

우심방으로 열려있는 혈관으로 옳은 것은?

**보기**

가. 위대정맥(상대정맥) 나. 아래대정맥(하대정맥)
다. 심장정맥굴(관상정맥동) 라. 심장동맥(관상동맥)

① 가, 나, 다 ② 가, 다 ③ 나, 라 ④ 라 ⑤ 가, 나, 다, 라

✣ 문헌 이성호 외, 인체해부학, 현문사, 2005, p.231

## 0003

좌심실의 해부학적 구조로 옳은 것은?

**보기**

가. 우심실벽보다 두껍다 나. 내면에는 2개의 유두근이 있다
다. 대동맥이 나간다 라. 폐동맥간이 나간다

① 가, 나, 다 ② 가, 다 ③ 나, 라 ④ 라 ⑤ 가, 나, 다, 라

✣ 문헌 이성호 외, 인체해부학, 현문사, 2005, p.232

## 0004

심장벽의 내적 자극전도계로 옳은 것은?

**보기**

가. 굴심방결절(동방결절) 나. 방실결절
다. 방실다발(방실속) 라. 심실사이막(심실중격)

① 가, 나, 다 ② 가, 다 ③ 나, 라 ④ 라 ⑤ 가, 나, 다, 라

✣ 문헌 이성호 외, 인체해부학, 현문사, 2005, p.232

## 해설

**0001**

- 허파(폐)에서 좌심방으로 유입된 혈액은 좌심실을 통해 대동맥으로 나간다.

**0002**

- 위대정맥(상대정맥) : 상반신으로부터 정맥혈을 받으며 우심방의 후벽상부로 들어가고
- 아래대정맥(하대정맥) : 하반신으로부터 정맥혈을 받으며 우심방의 후벽하부로 들어가고
- 심장정맥굴(관상정맥동) : 심근으로부터 정맥혈을 받아 방실판과 아래대정맥(하대정맥) 개구부 사이로 들어간다.

**0003**

- 폐동맥간은 우심실에서 나오는 혈관이다.

**0004**

- 굴심방결절(동방결절) : 굴심방결절(동방결절)에서의 흥분충동은 양쪽 심방으로 퍼져나가 심방을 수축한다.
- 방실결절 : 동방결절의 자극을 방실다발(방실속)에 전달한다.
- 방실다발(방실속) : 심실사이막(심실중격)으로 들어가 좌우로 분지된다.

**정답** 1 ④ 2 ① 3 ① 4 ①

## 핵심문제

해설

### 0005

뇌에 혈액을 공급하는 동맥으로 옳은 것은?

보기

| | |
|---|---|
| 가. 속목동맥(내경동맥) | 나. 허리동맥(요동맥) |
| 다. 척추동맥(추골동맥) | 라. 배대동맥(복대동맥) |

①가, 나, 다　②가, 다　③나, 라　④라　⑤가, 나, 다, 라

✢ 문헌 이성호 외, 인체해부학, 현문사, 2005, p.253

0005

• 속목동맥(내경동맥)과 척추동맥(추골동맥)은 뇌저에서 문합하여 대뇌동맥고리(대뇌동맥륜)를 이룬다.

### 0006

오른빗장밑동맥(우쇄골하동맥)이 기시하는 동맥으로 옳은 것은?

① 척추동맥(추골동맥)
② 팔머리동맥(완두동맥간)
③ 갑상목동맥(갑상경동맥간)
④ 속가슴동맥(내흉동맥)
⑤ 대동맥활(대동맥궁)

✢ 문헌 이성호 외, 인체해부학, 현문사, 2005, p.256

0006

• 오른빗장밑동맥(우쇄골하동맥)은 팔머리동맥(완두동맥간)에서 기시하고 왼빗장밑동맥(좌쇄골하동맥)은 대동맥활(대동맥궁)에서 기시한다.

### 0007

왼빗장밑동맥(좌쇄골하동맥)이 기시하는 동맥으로 옳은 것은?

① 척추동맥(추골동맥)
② 팔머리동맥(완두동맥간)
③ 갑상목동맥(갑상경동맥간)
④ 속가슴동맥(내흉동맥)
⑤ 대동맥활(대동맥궁)

✢ 문헌 이성호 외, 인체해부학, 현문사, 2005, p.256

0007

• 오른빗장밑동맥(우쇄골하동맥)은 팔머리동맥(완두동맥간)에서 기시하고 왼빗장밑동맥(좌쇄골하동맥)은 대동맥활(대동맥궁)에서 기시한다.

### 0008

겨드랑동맥(액와동맥)의 가지혈관으로 옳은 것은?

보기

| | |
|---|---|
| 가. 가슴봉우리동맥(흉견봉동맥) | 나. 바깥가슴동맥(외측흉동맥) |
| 다. 어깨밑동맥(견갑하동맥) | 라. 위팔휘돌이동맥(상완회선동맥) |

①가, 나, 다　②가, 다　③나, 라　④라　⑤가, 나, 다, 라

✢ 문헌 이성호 외, 인체해부학, 현문사, 2005, p.258

0008

• 가슴봉우리동맥(흉견봉동맥) : 작은가슴근(소흉근)의 위에서 나와 흉복의 상부에 분포
• 바깥가슴동맥(외측흉동맥) : 작은가슴근(소흉근)의 외측에서 관찰되며 가슴우리(흉곽)의 외측을 따라 내려온다.
• 어깨밑동맥(견갑하동맥) : 어깨뼈(견갑골)의 외측을 따라 내려와 가슴우리(흉곽)의 뒷부분에 분포한다.
• 위팔휘돌이동맥(상완회선동맥) : 위팔뼈(상완골)의 외과목(외과경)의 앞과 뒤를 돌아서 위팔(상완)의 외측부위에 분포한다.

정답

5 ② 6 ② 7 ⑤ 8 ⑤

## 0009

배대동맥(복대동맥)의 해부학적 위치로 ( A )와 ( B )에 옳은 것은?

**보기**

배대동맥(복대동맥)은 가로막(횡격막)의 ( A )에서 시작하여 ( B )까지 척주 앞으로 하행한다.

| | ① | ② | ③ | ④ | ⑤ |
|---|---|---|---|---|---|
| A | 대동맥열공 | 대동맥열공 | 대동맥열공 | 복강동맥간 | 복강동맥간 |
| B | 12흉추 | 1요추 | 4요추 | 2천골 | 4천골 |

✣ **문헌** 이성호 외, 인체해부학, 현문사, 2005, p 260

## 0010

심장을 둘러싸고 있는 가장 큰 동맥으로 심근에 혈액을 공급하는 혈관으로 옳은 것은?

① 허파동맥(폐동맥) ② 목동맥(경동맥) ③ 위팔동맥(상완동맥)

④ 심장동맥(관상동맥) ⑤ 대동맥

✣ **문헌** 한국해부생리학 교수협의회, 인체해부학, 현문사, 2007, p.234

## 0011

다음과 같은 특징을 갖는 혈관으로 옳은 것은?

**보기**

- $O_2$의 함유량이 가장 많다.
- 허파(폐)로부터 산소를 좌심방으로 옮겨준다.
- 태아 때는 정맥관이 있으므로 심장으로의 혈류기능을 하지 않는다.

① 대동맥 ② 허파정맥(폐정맥) ③ 대정맥

④ 허파동맥(폐동맥) ⑤ 콩팥동맥(신동맥)

✣ **문헌** 한국해부생리학 교수협의회, 인체해부학, 현문사, 2007, p.242

## 0012

심장 판막의 해부학적 위치로 옳은 것은?

① 오른방실판막(삼첨판) : 좌심방과 우심방사이

② 오른방실판막(삼첨판) : 우심실과 좌심실사이

③ 반달판(반월판) : 심실과 정맥 사이

④ 왼방실판막(이첨판) : 좌심실과 대동맥사이

⑤ 왼방실판막(이첨판) : 좌심방과 좌심실사이

✣ **문헌** 한국해부생리학 교수협의회, 인체해부학, 현문사, 2007, p.229

### 해설

**0009**

- 대동맥구멍(대동맥열공)에서 시작하여 제4허리뼈(요추)까지 하행하며 거기서 두 개의 말단가지를 낸다.

**0010**

- 왼 · 오른심장동맥(좌우 관상동맥)은 대동맥 기시부의 대동맥굴(대동맥동)에서 일어나 심저를 윤상으로 돈다.

**0011**

- 폐순환에서 혈관이름은 허파동맥(폐동맥), 허파정맥(폐정맥)이지만 실제 내용혈액은 정맥성 혈액과 동맥성 혈액이 들어 있다.

**0012**

- 오른방실판막(삼첨판) : 우심방과 우심실사이
- 반달판(반월판) : 좌우의 동맥구에 있는 판막장치

**정답** 9 ③ 10 ④ 11 ② 12 ⑤

## 핵심문제

### 0013

심장과 관련된 해부학적 설명으로 옳은 것은?

**보기**

가. 좌심실과 좌심방사이 판막 – 왼방실판막(이첨판)
나. 우심실과 우심방사이 판막 – 오른방실판막(삼첨판)
다. 좌심방으로 들어오는 혈액을 수용하는 혈관 – 허파정맥(폐정맥)
라. 우심실에서 나가는 혈액을 수용하는 혈관 – 허파동맥(폐동맥)

① 가, 나, 다 ② 가, 다 ③ 나, 라 ④ 라 ⑤ 가, 나, 다, 라

✣ 문헌 한국해부생리학 교수협의회, 인체해부학, 현문사, 2007, p.242

### 0014

간의 혈액순환경로이다. A, B, C에 들어갈 혈관으로 옳은 것은?

**보기**

• 간은 문맥과 (A)으로 부터 혈액을 받아, (B)을 통하여 (C)으로 혈액을 보낸다

| | (A) | (B) | (C) |
|---|---|---|---|
| ① | 상대정맥 | 간정맥 | 아래대정맥(하대정맥) |
| ② | 간동맥 | 간정맥 | 위대정맥(상대정맥) |
| ③ | 간동맥 | 간정맥 | 하대정맥 |
| ④ | 간동맥 | 하대정맥 | 간정맥 |
| ⑤ | 하대정맥 | 간정맥 | 간동맥 |

✣ 문헌 한국해부생리학 교수협의회, 인체해부학, 현문사, 2007, p.298

### 0015

대동맥활(대동맥궁)에서 분지되는 혈관으로 옳은 것은?

**보기**

가. 좌온목동맥(좌총경동맥)
나. 우온목동맥(우총경동맥)
다. 좌빗장밑동맥(좌쇄골하동맥)
라. 우빗장밑동맥(우쇄골하동맥)

① 가, 나, 다 ② 가, 다 ③ 나, 라 ④ 라 ⑤ 가, 나, 다, 라

✣ 문헌 한국해부생리학 교수협의회, 인체해부학, 현문사, 2007, p.247

### 0016

팔머리동맥(완두동맥)에서 분지되는 혈관으로 옳은 것은?

**보기**

가. 좌온목동맥(좌총경동맥)
나. 우온목동맥(우총경동맥)
다. 좌빗장밑동맥(좌쇄골하동맥)
라. 우빗장밑동맥(우쇄골하동맥)

① 가, 나, 다 ② 가, 다 ③ 나, 라 ④ 라 ⑤ 가, 나, 다, 라

✣ 문헌 한국해부생리학 교수협의회, 인체해부학, 현문사, 2007, p.247

## 해설

**0013**

• 우심실에서 나가는 허파동맥(폐동맥)은 심장을 나온 뒤 곧 둘로 갈라져 각각 좌우폐문을 통해 허파(폐) 속으로 들어간다.

**0014**

• 간의 혈관에는 양분과 산소를 공급하는 영양혈관과 소화관에서 오는 영양물질을 많이 함유한 정맥혈을 운반하는 문맥 등의 기능혈관이 있다.

**0015**

• 온목동맥(총경동맥)은 좌우 1쌍이며 우온목동맥(우총경동맥)은 팔머리동맥(완두동맥)간에서 갈라져 나오며, 좌온목동맥(좌총경동맥)은 대동맥활(대동맥궁)에서 직접 분지한다.
• 빗장밑동맥(쇄골하동맥)도 1쌍이며 우빗장밑동맥(우쇄골하동맥)은 팔머리동맥(완두동맥)간에서 갈라져 나오며, 좌빗장밑동맥(좌쇄골하동맥)은 대동맥활(대동맥궁)에서 나온다.

**0016**

• 온목동맥(총경동맥)은 좌우 1쌍이며 우온목동맥(우총경동맥)은 팔머리동맥(완두동맥)간에서 갈라져 나오며, 좌온목동맥(좌총경동맥)은 대동맥활(대동맥궁)에서 직접 분지한다.
• 빗장밑동맥(쇄골하동맥)도 1쌍이며 우빗장밑동맥(우쇄골하동맥)은 팔머리동맥(완두동맥)간에서 갈라져 나오며, 좌빗장밑동맥(좌쇄골하동맥)은 대동맥활(대동맥궁)에서 나온다.

**정답** 13 ⑤ 14 ③ 15 ② 16 ③

## 0017

다음과 같은 해부학적 위치에 있는 동맥으로 옳은 것은?

보기
- 골반 부위를 지나 넙다리동맥(대퇴동맥)과 직접 연결된다.
- 하지에 주로 분포한다.
- 골반의 가장자리를 따라 내려와 하복벽동맥과 심장골회선동맥으로 갈라진다.

① 배대동맥(복대동맥) ② 정중엉치동맥(정중천골동맥)
③ 안엉덩동맥(내장골동맥) ④ 바깥엉덩동맥(외장골동맥)
⑤ 온엉덩동맥(총장골동맥)

✣ 문헌 한국해부생리학 교수협의회, 인체해부학, 현문사, 2007, p.253

## 0018

심장의 해부학적 위치로 옳은 것은?

보기
가. 2개의 가슴막공간(흉막강) 사이 나. 양쪽 허파(폐) 사이
다. 복장뼈(흉골)와 갈비뼈연골(늑연골) 뒤 라. 가로막(횡격막) 위

① 가, 나, 다 ② 가, 다 ③ 나, 라 ④ 라 ⑤ 가, 나, 다, 라

✣ 문헌 한국해부생리학 교수협의회, 인체해부학, 현문사, 2007, p.227

## 0019

심장의 내부구조에서 가장 두터운 벽으로 옳은 것은?

① 우심방 ② 우심실 ③ 좌심이 ④ 좌심방 ⑤ 좌심실

✣ 문헌 한국해부생리학 교수협의회, 인체해부학, 현문사, 2007, p.229

## 0020

대동맥에서 압출되는 혈액이 심실로 역류하는 것을 막는 판막으로 옳은 것은?

① 외방실판막(이첨판) ② 오른방실판막(삼첨판) ③ 대동맥판막(대동맥판)
④ 허파동맥판막(폐동맥판) ⑤ 정맥판막(정맥판)

✣ 문헌 한국해부생리학 교수협의회, 인체해부학, 현문사, 2007, p.229

### 해설

0017
- 하복벽동맥과 심장골회선동맥은 하복벽의 근육과 피부에 분포한다.

0018
- 심장은 가슴공간(흉강)내 2개의 가슴막공간(흉막강) 사이의 공간인 세로칸(종격), 양쪽 폐 사이, 복장뼈(흉골)와 갈비뼈연골(늑연골) 뒤, 식도와 가슴대동맥(흉대동맥) 앞, 그리고 가로막(횡격막) 위에 위치한다.

0019
- 좌심실벽의 두께는 2cm 정도이며 우심실벽 두께의 3배 정도이다.

0020
- 좌우의 동맥구에 있다.



정답
17 ④ 18 ⑤ 19 ⑤ 20 ③

## 0021

전신의 정맥혈이 우심방으로 들어오는 길로 옳은 것은?

보기
가. 위대정맥(상대정맥)　　나. 아래대정맥(하대정맥)
다. 심장정맥굴(관상정맥동)　　라. 앞심장정맥(전심장정맥)

① 가, 나, 다　② 가, 다　③ 나, 라　④ 라　⑤ 가, 나, 다, 라

✣ 문헌 한국해부생리학 교수협의회, 인체해부학, 현문사, 2007, p.232

**해설 0021**
- 위대정맥(상대정맥) : 머리, 가슴부위(흉부), 팔(상지)에서 돌아오는 혈액.
- 아래대정맥(하대정맥) : 몸통(체간), 다리(하지), 배부위(복부)에서 돌아오는 혈액.
- 심장정맥굴(관상정맥동)과 앞심장정맥(전심장정맥) : 심장 자체에서 돌아오는 혈액.

## 0022

가로막(횡격막)의 위치로 옳은 것은?

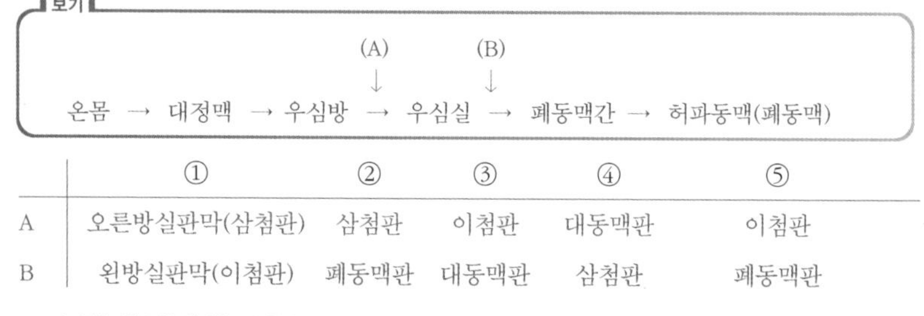

보기
온몸 → 대정맥 → 우심방 →(A)→ 우심실 →(B)→ 폐동맥간 → 허파동맥(폐동맥)

| | ① | ② | ③ | ④ | ⑤ |
|---|---|---|---|---|---|
| A | 오른방실판막(삼첨판) | 삼첨판 | 이첨판 | 대동맥판 | 이첨판 |
| B | 왼방실판막(이첨판) | 폐동맥판 | 대동맥판 | 삼첨판 | 폐동맥판 |

✣ 문헌 한국해부생리학 교수협의회, 인체해부학, 현문사, 2007, p.232

**해설 0022**
- 오른방실판막(삼첨판) : 우심방과 우심실사이
- 허파동맥판막(폐동맥판) : 우심실과 허파동맥(폐동맥)간 사이

## 0023

허파꽈리(폐포) 모세혈관으로부터 돌아온 혈액의 순환경로이다. ( A )와 ( B )의 판막으로 옳은 것은?

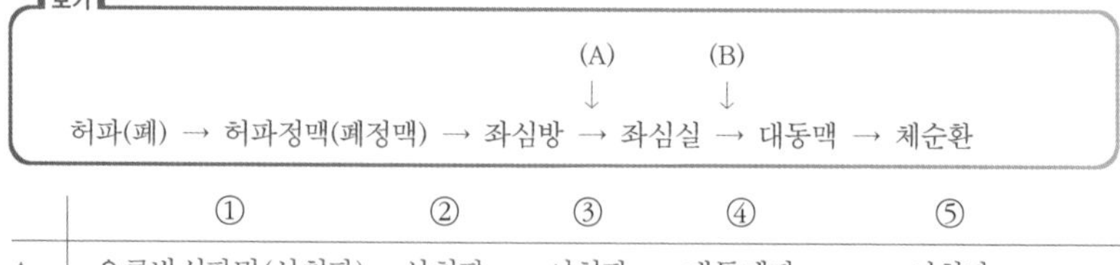

보기
허파(폐) → 허파정맥(폐정맥) → 좌심방 →(A)→ 좌심실 →(B)→ 대동맥 → 체순환

| | ① | ② | ③ | ④ | ⑤ |
|---|---|---|---|---|---|
| A | 오른방실판막(삼첨판) | 삼첨판 | 이첨판 | 대동맥판 | 이첨판 |
| B | 왼방실판막(이첨판) | 폐동맥판 | 대동맥판 | 삼첨판 | 폐동맥판 |

✣ 문헌 한국해부생리학 교수협의회, 인체해부학, 현문사, 2007, p.232

**해설 0023**
- 왼방실판막(이첨판) : 좌심방과 좌심실 사이
- 대동맥판막(대동맥판) : 좌심실과 대동맥 사이

## 0024

동맥을 모세혈관에 이어주며 혈관의 수축, 이완으로 모세혈관으로 가는 혈류를 조절해 주는 혈관으로 옳은 것은?

① 동맥　② 소동맥　③ 모세혈관　④ 소정맥　⑤ 정맥

✣ 문헌 한국해부생리학 교수협의회, 인체해부학, 현문사, 2007, p.237

**해설 0024**
- 소동맥은 동맥보다 얇으나 3층으로 이루어져 있다.

정답 21 ⑤ 22 ② 23 ③ 24 ②

## 0025

대동맥활(대동맥궁)에서 나뉘어져 나오는 혈관으로 옳은 것은?

보기
가. 팔머리동맥간(완두동맥간)　　나. 좌온목동맥(좌총경동맥)
다. 좌빗장밑동맥(좌쇄골하동맥)　　라. 복강동맥

① 가, 나, 다　② 가, 다　③ 나, 라　④ 라　⑤ 가, 나, 다, 라

✣ 문헌 한국해부생리학 교수협의회, 인체해부학, 현문사, 2007, p.244

## 0026

팔머리동맥(완두동맥)에서 나뉘어져 나오는 혈관으로 옳은 것은?

보기
가. 우온목동맥(우총경동맥)　　나. 좌온목동맥(좌총경동맥)
다. 우빗장밑동맥(우쇄골하동맥)　　라. 좌빗장밑동맥(좌쇄골하동맥)

① 가, 나, 다　② 가, 다　③ 나, 라　④ 라　⑤ 가, 나, 다, 라

✣ 문헌 한국해부생리학 교수협의회, 인체해부학, 현문사, 2007, p.247

## 0027

머리와 목으로 가는 동맥으로 옳은 것은?

보기
가. 팔머리동맥(완두동맥)　　나. 온목동맥(총경동맥)
다. 빗장밑동맥(쇄골하동맥)　　라. 척추동맥(추골동맥)

① 가, 나, 다　② 가, 다　③ 나, 라　④ 라　⑤ 가, 나, 다, 라

✣ 문헌 한국해부생리학 교수협의회, 인체해부학, 현문사, 2007, p.247

## 0028

빗장밑동맥(쇄골하동맥)에서 분지되는 혈관이 분포하는 부위로 옳은 것은?

보기
가. 머리　　나. 목　　다. 가슴　　라. 팔(상지)

① 가, 나, 다　② 가, 다　③ 나, 라　④ 라　⑤ 가, 나, 다, 라

✣ 문헌 한국해부생리학 교수협의회, 인체해부학, 현문사, 2007, p.249

### 해설

**0025**
- 대동맥활(대동맥궁)에서는 팔머리동맥간(완두동맥간), 좌온목동맥(좌총경동맥), 좌빗장밑동맥(좌쇄골하동맥) 등이 일어난다(기시한다).

**0026**
- 팔머리동맥(완두동맥)에서는 우온목동맥(우총경동맥)과 우빗장밑동맥(우쇄골하동맥)등이 일어난다(기시한다).

**0027**
- 속목동맥(내경동맥)과 척추동맥(추골동맥)은 뇌저에서 서로 문합하여 대뇌동맥고리(대뇌동맥륜)를 이룬다.

**0028**
- 빗장밑동맥(쇄골하동맥)은 머리, 목, 가슴, 등 및 팔(상지)로 가는 가지를 낸다.



정답 25 ① 26 ② 27 ③ 28 ⑤

## 핵심문제

### 0029

손목부위에서 맥박을 재는데 많이 이용되는 동맥으로 옳은 것은?

① 자동맥(척골동맥) ② 노동맥(요골동맥) ③ 위팔동맥(상완동맥)
④ 겨드랑동맥(액와동맥) ⑤ 빗장밑동맥(쇄골하동맥)

✣ **문헌** 한국해부생리학 교수협의회, 인체해부학, 현문사, 2007, p.251

**해설**

**0029**

- 노동맥(요골동맥)은 표면쪽으로 가까워 맥박을 재는 데 편리하다.

### 0030

다리(하지)의 동맥으로 옳은 것은?

**보기**
가. 바깥엉덩동맥(외장골동맥) 나. 안엉덩동맥(내장골동맥)
다. 넙다리동맥(대퇴동맥) 라. 무릎동맥(슬와동맥)

① 가, 나, 다 ② 가, 다 ③ 나, 라 ④ 라 ⑤ 가, 나, 다, 라

✣ **문헌** 한국해부생리학 교수협의회, 인체해부학, 현문사, 2007, p.253

**0030**

- 다리(하지)동맥 : 온엉덩동맥(총장골동맥), 바깥엉덩동맥(외장골동맥), 안엉덩동맥(내장골동맥), 넙다리동맥(대퇴동맥), 무릎동맥(슬와동맥), 깊은넙다리동맥(심대퇴동맥), 정강뼈동맥(경골동맥), 종아리뼈동맥(비골동맥), 발등동맥(족배동맥), 활꼴동맥(궁상동맥) 등이 있다.

### 0031

머리와 목을 지나는 정맥으로 옳은 것은?

**보기**
가. 이끌정맥(도출정맥) 나. 판사이정맥(판간정맥)
다. 바깥목정맥(외경정맥) 라. 속목정맥(내경정맥)

① 가, 나, 다 ② 가, 다 ③ 나, 라 ④ 라 ⑤ 가, 나, 다, 라

✣ **문헌** 한국해부생리학 교수협의회, 인체해부학, 현문사, 2007, p.255

**0031**

- 이끌정맥(도출정맥) : 머리(두개)벽을 뚫고 머리(두개)의 내외에 있는 정맥을 연락하는 정맥
- 판사이정맥(판간정맥) : 머리(두개)판의 편평골의 내판과 외판사이에 있는 해면질 속에 있는 정맥
- 바깥목정맥(외경정맥) : 얼굴, 두피, 목 표면에서 혈액을 받아드리는 정맥
- 속목정맥(내경정맥) : 뇌와 두부의 많은 정맥과 정맥동 및 얼굴과 목의 정맥이 모여 형성된 정맥

### 0032

팔(상지)의 정맥으로 옳은 것은?

**보기**
가. 겨드랑정맥(액와정맥) 나. 위팔정맥(상완정맥)
다. 노정맥(요골정맥) 라. 자정맥(척골정맥)

① 가, 나, 다 ② 가, 다 ③ 나, 라 ④ 라 ⑤ 가, 나, 다, 라

✣ **문헌** 한국해부생리학 교수협의회, 인체해부학, 현문사, 2007, p.259

**0032**

- 팔(상지)정맥 : 겨드랑정맥(액와정맥), 위팔정맥(상완정맥), 노쪽피부정맥(요측피정맥), 자쪽피부정맥(척측피정맥), 정중팔꿈치정맥(주정중피정맥), 노정맥(요골정맥), 자정맥(척골정맥) 등이 있다.

**정답** 29 ② 30 ⑤ 31 ⑤ 32 ⑤

## 0033

위, 장, 이자(췌장), 지라(비장) 및 쓸개주머니(담낭)의 모세관에서의 정맥혈이 모여 이루어진 단일 정맥으로 옳은 것은?

① 홑정맥(기정맥) ② 아래대정맥(하대정맥) ③ 간문맥
④ 지라정맥(비정맥) ⑤ 큰두덩정맥(대복재정맥)

✣ **문헌** 한국해부생리학 교수협의회, 인체해부학, 현문사, 2007, p.260

## 0034

다리(하지)의 정맥으로 옳은 것은?

**보기**

가. 넙다리정맥(대퇴정맥) 나. 큰두덩정맥(대복재정맥)
다. 다리오금정맥(슬와정맥) 라. 종아리정맥(비골정맥)

① 가, 나, 다 ② 가, 다 ③ 나, 라 ④ 라 ⑤ 가, 나, 다, 라

✣ **문헌** 한국해부생리학 교수협의회, 인체해부학, 현문사, 2007, p.263

## 0035

태아심장에서 다음과 같은 특징을 갖는 해부학적 부위명으로 옳은 것은?

**보기**

- 태아 심장의 심방사이막(심방중격)에 있다.
- 태아의 우심방으로 들어간 혈액을 좌심방으로 직접 보낸다.
- 판막이 있어 혈액의 역류가 일어나지 않는다.

① 배꼽정맥(제정맥) ② 정맥관 ③ 동맥관
④ 타원구멍(난원공) ⑤ 배꼽동맥(제동맥)

✣ **문헌** 한국해부생리학 교수협의회, 인체해부학, 현문사, 2007, p.263

## 0036

우리 몸에서 직경이 가장 큰 동맥으로 옳은 것은?

① 빗장뼈밑동맥(쇄골하동맥) ② 대동맥 ③ 총목동맥(총경동맥)
④ 목갈비동맥(늑경동맥) ⑤ 바깥목동맥(외경동맥)

✣ **문헌** 최인장 외, 인체해부학, 메디컬코리아, 2006, p.236

### 해설

**0033**
- 간문맥은 간 안에 있는 모세관인 동굴모세혈관(동양혈관)을 지나 간정맥으로 간 후 아래대정맥(하대정맥)에 이른다.

**0034**
- 다리(하지)정맥 : 온엉덩정맥(총장골정맥), 속엉덩정맥(내장골정맥), 바깥엉덩정맥(외장골정맥), 넙다리정맥(대퇴정맥), 큰두덩정맥(대복재정맥), 다리오금정맥(슬와정맥), 앞정강정맥(전경골정맥), 종아리정맥(비골정맥), 발등정맥(족배정맥) 등이 있다.

**0035**
- 타원구멍(난원공) : 태아 심장의 심방사이막(심방중격)에 있는 구멍

**0036**
- 대동맥은 좌심실에서 나와 위쪽으로 올라가 심장위에서 아치를 그리며 왼쪽으로 내려가 척주의 앞쪽, 왼쪽으로 주행한다.

**정답** 33 ③ 34 ⑤ 35 ④ 36 ②

## 핵심문제

### 0037

2개의 속목동맥과 2개의 척추동맥 가지가 문합되어 이루는 해부학적 부위로 옳은 것은?

① 위턱동맥(상악동맥) ② 앞대뇌동맥(전대뇌동맥) ③ 온목동맥(총경동맥)

④ 대뇌동맥고리(대뇌동맥륜) ⑤ 팔머리동맥(완두동맥)

✣ **문헌** 홍용근 외, 인체생리학, 정담미디어, 2009, p.109

**해설**

**0037**

- 대뇌동맥고리(대뇌동맥륜)는 2개의 속목동맥과 2개의 척추동맥으로 구성된다.

### 0038

심장벽의 해부학적 구조로 옳은 것은?

① 속막, 근육층, 상피층, 피하지방층의 4층으로 이루어진다.

② 바깥막은 편평상피가 발달되어 있다.

③ 심장벽의 대부분은 치밀결합조직이다.

④ 심실은 비교적 두껍고 심방은 매우 얇고 신축성이 적다.

⑤ 속막은 결합조직성 얇은 막이다.

✣ **문헌** 한국해부생리학교수협의회, 사람해부학, 현문사, 2009, p. 350

**0038**

- 심장벽은 내막, 근육층, 외막의 3층으로 되어 있다.

**정답** 37 ④ 38 ⑤

## 참고문헌


간호보건교육연구회(1992), 병리학, 도서출판 보문서원
강기선 외(1996), 인체해부학, 고문사
강병우 외(2000), 공중보건학, 현문사
강영선 외(1979), 세포생물학, 문운당
경북대학교 의과대학 병리학교실(1986), 최신 병리학, 고문사
공응대(1988), 운동생리, 형설출판사
곽성규(1998), 기초병리학, 정문각
구성회 외(1999), 공중보건학, 고문사
권흥식(1992), 인체해부학(I) (II), 수문사
김계엽 외(2000), 공중보건학, 현문사
김광주 외(1998), 응급간호, 현문사
김동석(1995), 공중보건학, 수문사
김본원 외(1998), 알기쉬운 병리학, 현문사
김상호 외(1998), 일반병리학, 고문사
김선경(1994), 최신병리학 개론, 청구문화사
김성중(1998), 중독백과, 군자출판사
김세은(1997), 응급약리학, 현문사
김약수 외(1993), 병리검사매뉴얼, 고문사
김영숙(1994), 기초의학, 고문사
김옥녀(1995), 임상약리학, 수문사
김정진(1991), 생리학, 고문사
김종대 외(1997), 인체생리학, 정문각
김종만(1993), 신경해부생리학, 현문사
남기용 외(1974), 생리학, 서울대학교 출판부
노민희 외(1994), 인체해부학, 고문사
문범수(1992), 최신식품위생학, 수학사
박선섭 외(1997), 약리학, 정문각
박선섭(1992), 임상약리학, 현문사
서광석(1990), 최신 공중보건학, 도서출판 동화기술
서울대학교 약리학 교실(1994), 약리학, 도서출판 고려의학
성호경 외(1991), 생리학, 도서출판 의학문화사
소명숙 외(1996), 생리학, 고문사
신문균(1997), 인체생리학, 현문사
신문균 외(1997), 해부생리학, 현문사
신문균 외(1998), 인체해부학, 현문사
양재모(1992), 공중보건학강의, 수문사
유지수 외(1996), 임상약리학, 현문사
은종영(2000), 최신 약리학, 현문사
의학교육연수원(1992), 응급처치, 서울대학교 출판부
이대일 외(1987), 병리학개론, 신광출판사
이병희(1991), 생리학, 신광출판사
이상복 외(1991), 기본약리학, 수문사
이성호 외(1996), 인체해부학, 현문사
이인모(1994), 인체생리학, 형설출판사
이종삼(1998), 생리학, 대학서림
이중달(1991), 그림으로 설명한 병리학, 고려의학
장남섭 외(1992), 인체생리학, 수문사
전국응급구조과 교수협의회(1998), 전문응급처치학, 대학서림
전국의과대학교수(1999), 생리학, 도서출판 한우리
전용혁(1991), 기초인체해부학, 청구문화사
정영태(1992), 도색 해부학실습, 고문사
정인혁(1992), 사람해부학, 아카데미서적
정해만 외(2000), 해부생리학, 정문각
정희곤(1992), 최신 식품위생학, 광문각
조연경 외(1995), 최신 약리학, 고문사

채홍원(1992), 운동생리학, 형설출판사
최 진(1992), 병리학, 수문사
최 현(1992), 인체해부생리학, 수문사
최명애 외(1994), 간호임상생리학, 대한간호협회출판부
최명애 외(1994), 생리학, 현문사
최인장(1994), 원색인체해부학, 일중사
홍사석(1993), 이우주의 약리학 강의 제3판, 의학문화사
Bruce A., Dennis Bray, Julian Lewis, Martin R., Keith
Roberts and James D. W.(1989), Molecular Biology
of The Cell, 2nd Edi., Garland
Charles C.(1992), The Humanbody, Dorling kindersley
publishing
David F. M., Stacia B. M., Sharles L. S.(1993), Human
Physiology, Mosby
Eldon D., Andrew H. G., J. R. Kornelink, Frederick C.
R. and Rodney J. S.(1988), Concepts in Biology 5th
Edi. Wm. C. Brown publishers
Eldon J. G. and D. Peter Snustad(1984), Principles of
Genetics, 7th Edi. John Wiley and Sons, Inc.
Frank H. N.(1987), The CIBA Collection of medical illustrations, Vol. 1~Vol. 8. CIBA
Gerad J. T., Nicholas P. A.(1990), Principles of
Anatomy and physiology, Harper and Row
Ivan M. R., Jonathan D., David. K. M.(1985),
Immunology, Gower Medical publishing
John C., Andrew J. M.(1995), Physiology and Anatomy,
Edward Arnold
John V. Basmajian(1981), Primary Anatomy, Williams
and wilkins
John W. K.(1983), Biology, 5th Edi. Addison-Wesley
publishing company
Peter J. L.(1993), Clinical Aspects of Immunology,
Blackwell scientific publications
Robert M. B., Matthew N. L.(1996), Principles of
Physiology, Mosby
Sang Kook Lee and Je Geun Chi(1990), Color Atlas of
Pathology, Korea medical publishing Co.
Soichi Iijima 외 (1985), Atlas of Pathological
Histology, 고문사
Stanley L. R., Ramzi S. C., Vinay K.(1984), Pathologic
Basis of Disease, W. B. Saunders company
Wilfred M. C., Richard P. B.(1973), Bailey's textbook
of Histology, 6th Edi., Williams and Wilkins
company
Williams P. L. and R. Warwick(1980), Gray's
Anatomy, W. B. Saunder

# 해부학 문제집

**초판 인쇄** 2021년 4월 15일
**초판 발행** 2021년 4월 20일

**펴낸이** 진수진
**펴낸곳** 메디컬스타

**주소** 경기도 고양시 일산서구 대산로 53
**출판등록** 2013년 5월 30일 제2013-000078호
**전화** 031-911-3416
**팩스** 031-911-3417
**전자우편** meko7@paran.com

*낙장 및 파본은 교환해 드립니다.

*책가격은 뒷표지에 있습니다.